Bhawna Arora
Poonam kamboj
Tejbir Singh

Desenvolvimento do Dente

Bhawna Arora
Poonam kamboj
Tejbir Singh

Desenvolvimento do Dente

"Cada dente na cabeça de um homem é mais valioso que um diamante. - Miguel de Cervantes

ScienciaScripts

Imprint

Any brand names and product names mentioned in this book are subject to trademark, brand or patent protection and are trademarks or registered trademarks of their respective holders. The use of brand names, product names, common names, trade names, product descriptions etc. even without a particular marking in this work is in no way to be construed to mean that such names may be regarded as unrestricted in respect of trademark and brand protection legislation and could thus be used by anyone.

Cover image: www.ingimage.com

This book is a translation from the original published under ISBN 978-620-4-20484-0.

Publisher:
Sciencia Scripts
is a trademark of
Dodo Books Indian Ocean Ltd., member of the OmniScriptum S.R.L Publishing group
str. A.Russo 15, of. 61, Chisinau-2068, Republic of Moldova Europe
Printed at: see last page
ISBN: 978-620-4-12336-3

Desenvolvimento dos dentes

A cavidade oral primitiva ou estômago é revestida por epitélio escamoso estratificado, o ectoderme oral. O ectoderme oral contacta com o endoderme do antebraço para formar a membrana bucofaríngea. Por volta do 27° dia de gestação, esta membrana rompe-se e a cavidade oral primitiva liga-se com o antebraço.

Inicialmente, 20 germes primários dos dentes desenvolvem-se. Existem mais 32 germes dentários que se diferenciam na dentição permanente.

Fases de desenvolvimento dos dentes

- Lamela dentária
- Estágio do Orçamento
- Degrau da tampa
- Palco Bell
- Appositional
- Repetido da Lâmina Sucessória

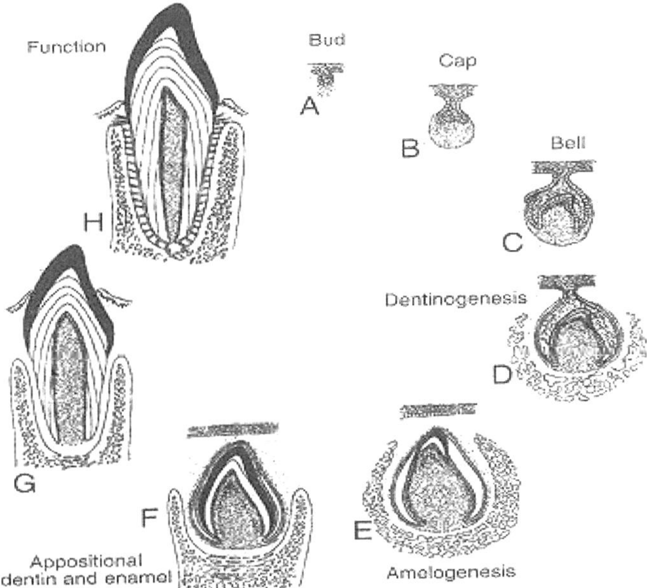

ORIGEM DO TECIDO DENTÁRIO

CÉLULAS DA CRISTA NEURAL

Eles compõem uma grande parte da mesenquimia da cabeça e do pescoço. São originários da camada germinativa ectodérmica que forma o sistema nervoso e também são chamados ECTOMESENCHYME ou NEUROECTODERM. Eles formam todo o tecido conjuntivo da face, incluindo as estruturas dentárias. É considerada a quarta camada germinativa.

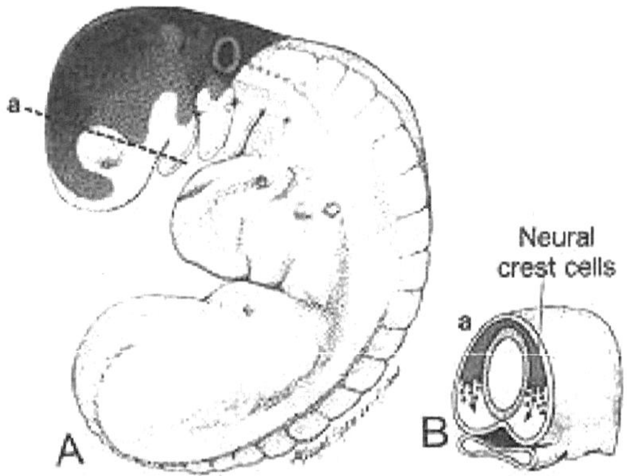

Fig. 5.3 A Map of neural crest cell migration in a 4-week-old embryo.
B Frontal section representing the plane of section "a" in A and illustrating neural crest migration.

DENTAL LAMINAE

2-3 semanas após a ruptura da membrana bucofaríngea, quando o embrião tem cerca de 6 semanas, certas áreas das células basais da ectoderme oral multiplicam-se mais rapidamente do que as células das áreas adjacentes. São faixas em forma de ferradura que percorrem a circunferência dos maxilares inferior e superior e a partir das quais se desenvolvem as partes ectodérmicas dos dentes. São formadas estruturas redondas ou em forma de ovo conhecidas como PLACODES. Estes placódios desenvolvem-se mais tarde em botões de dentes ou germes de dentes.

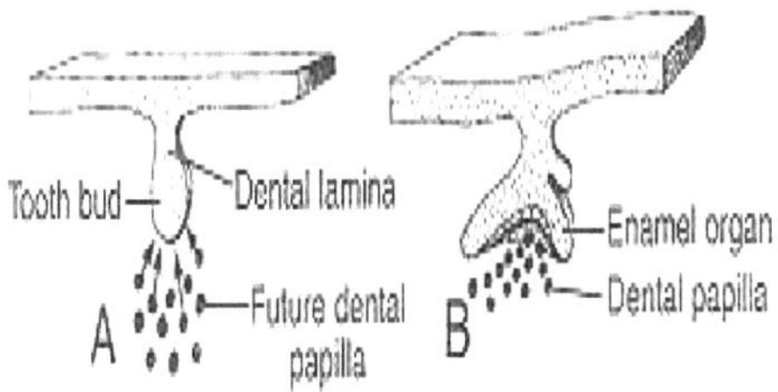

A. Indução do primordium dentário
B. Indução do órgão que derrete

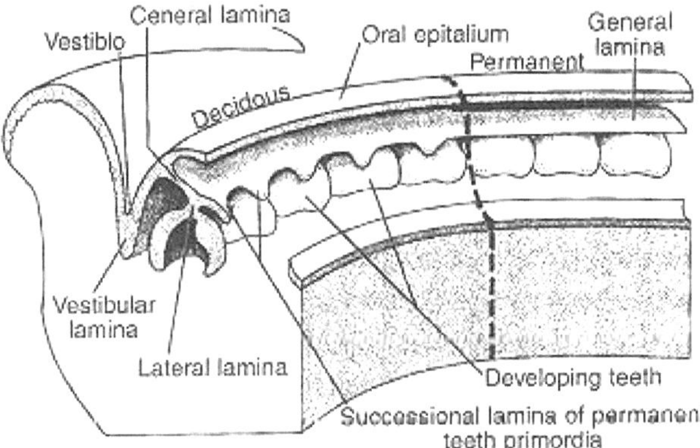

Continuidade do sistema lamelar para dentes decíduos e permanentes.

Os sucessivos rebentos dentários da dentição permanente desenvolvem-se lingualmente até aos rebentos dentários dos seus predecessores decíduos. Isso ocorre no útero aos 5 meses de idade para os incisivos centrais e aos 10 meses de idade para os pré-molares. O crescimento posterior da lâmina dentária dá origem aos primeiros molares permanentes no quarto mês pré-natal e aos segundos molares permanentes aos 4 anos de idade.

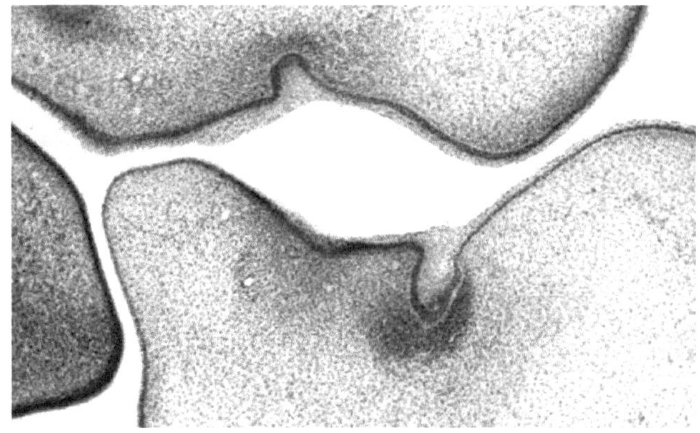

Lamela dos dentes precoces

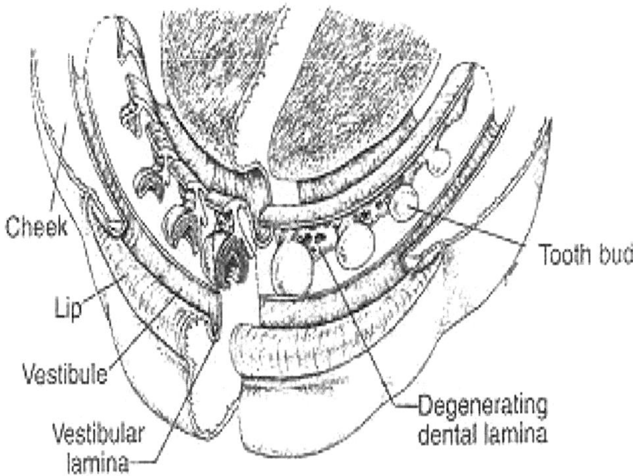

Desenvolvimento de gemas dentárias no desenvolvimento de processos alveolares.

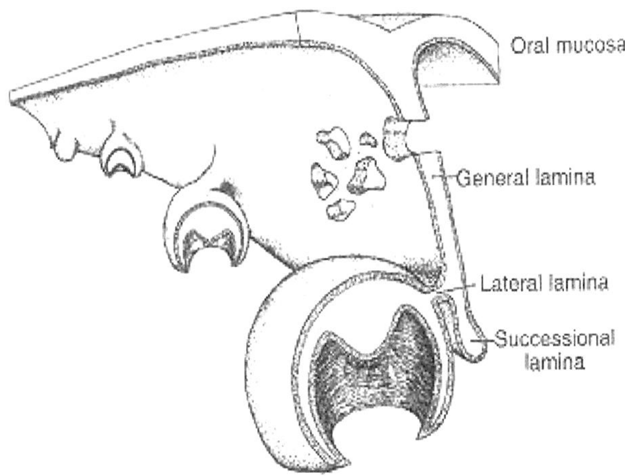

Lamelas gerais e dentárias.

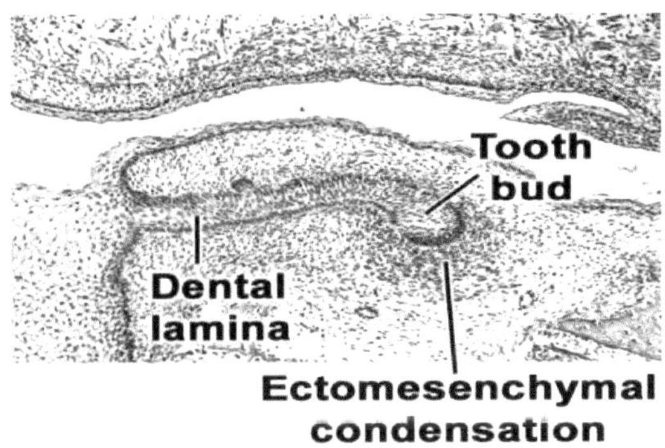

DESTINO DA LAMELA DENTÁRIA

A actividade total da lamela dentária estende-se por um período de pelo menos 5 anos. À medida que os dentes se desenvolvem, eles perdem a ligação com a lâmina dentária. Os restos da lâmina dental permanecem como contas epiteliais ou ilhas na mandíbula e gengiva.

<u>**VESTIBULARISLAMINA**</u>

É também conhecida como a BANDA FURCULAR LIP. Forma uma cunha de células epiteliais faciais ou vestibulares à lâmina do dente. Forma o vestíbulo oral ou espaço entre os dentes e as bochechas ou lábios.

<u>**FASES DE BOTÕES, BONÉS E SINOS**</u>

As etapas são classificadas de acordo com a forma do componente epitelial do dente (órgão do esmalte): O órgão do esmalte forma o esmalte. A papila dentária forma a dentina e a polpa. O folículo pericoronário forma o cemento, o ligamento periodontal e o osso alveolar adjacente. A matriz colágena é formada a partir do mesênquima da crista neural e a matriz não colágena (esmalte) é formada pelo epitélio. Os subgrupos dos neurónios cranianos dão origem a:-

- Os osteoblastos que formam os ossos.
- Os fibroblastos que formam o ligamento periodontal.
- Os cementoblastos que formam o cemento.
- Os odontoblastos que formam a dentina.

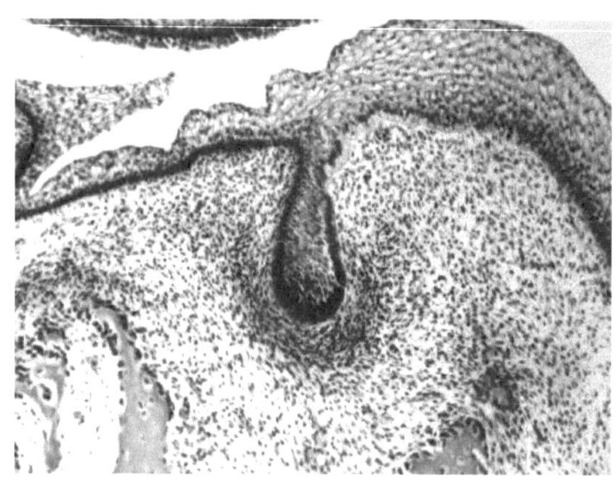

fase de orçamento

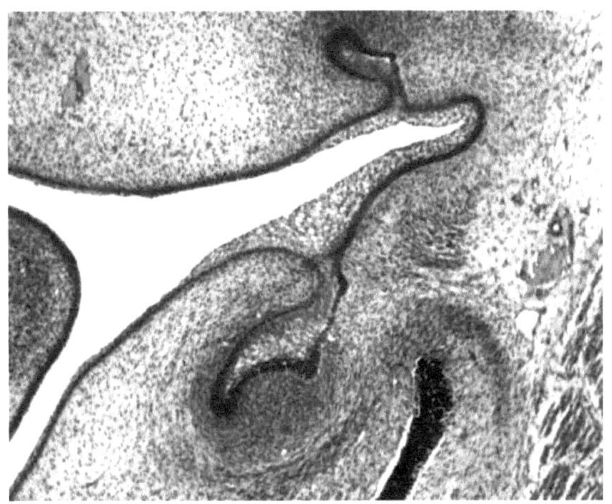

Degrau da tampa

FASE DE CAPITALIZAÇÃO

Caracteriza-se por uma invaginação rasa na superfície profunda do rebento. Consiste no epitélio externo e interno do esmalte, retículo em forma de estrela, papila dentária e saco dentário.

Epitélio exterior e interior do esmalte

As células periféricas são cuboidais, cobrem a convexidade da tampa e são chamadas de epitélio externo do esmalte. As células na concavidade da tampa tornam-se grandes, células colunares e constituem o epitélio interno do esmalte. O epitélio externo do esmalte é separado do saco dentário e o epitélio interno do esmalte da papila dentária por uma delicada membrana basal. Haemidesmosomes ancoram as células à lâmina basal.

Retículo estrelado

As células poligonais localizadas no centro do órgão epitelial do esmalte entre o epitélio externo e interno começam a se separar à medida que mais fluido intercelular é produzido, formando uma rede celular chamada retículo estrelado. As células adquirem uma forma reticular ramificada. Os espaços desta rede reticular são preenchidos com um fluido mucóide rico em albumina, dando ao retículo estrelado uma consistência almofadada que pode suportar e proteger as delicadas células formadoras de esmalte. As células no centro do órgão do esmalte são densamente embaladas e formam o nó de esmalte. Este nó se projeta parcialmente em direção à papila dentária subjacente, de modo que o centro da invaginação epitelial tem um arranjo ligeiramente semelhante a uma maçaneta bordejada pelas ranhuras labiais e linguísticas do esmalte. Ao mesmo tempo, uma extensão vertical do nó de esmalte, o chamado cordão de esmalte, forma-se no órgão do esmalte, que se torna cada vez mais alto. Ambas são estruturas temporárias que desaparecem antes do início da formação do esmalte. A função do nó de esmalte e do cordão de esmalte poderia ser a de servir como reservatório de células divisoras para o órgão de esmalte em crescimento.

Papila dentária

Sob a influência organizadora do epitélio proliferante do órgão do esmalte, o ectomesênquilo (células da crista neural) parcialmente encerrado pela parte invaginada do epitélio interior do esmalte prolifera. Condensa-se na papila dentária, que é o órgão de formação da dentina e o primordium da polpa. As mudanças na papila dentária vão de mãos dadas com o desenvolvimento do órgão epitelial do esmalte. Embora o epitélio exerça uma influência dominante sobre o tecido conjuntivo adjacente, a densificação deste último não é um deslocamento passivo pelo epitélio proliferante. A papila dentária mostra um florescimento activo de capilares e figuras mitóticas. As células periféricas adjacentes ao epitélio interior do esmalte aumentam e mais tarde diferenciam-se em odontoblastos.

Bolsa dentária

Simultaneamente ao desenvolvimento do órgão do esmalte e da papila dentária, ocorre uma condensação marginal do ectomesenchyme que envolve o órgão do esmalte e a papila dentária. Gradualmente, uma camada mais densa e fibrosa, o saco dentário primitivo, desenvolve-se nesta zona. As células do saco dentário são importantes para a formação do cemento e do ligamento periodontal.

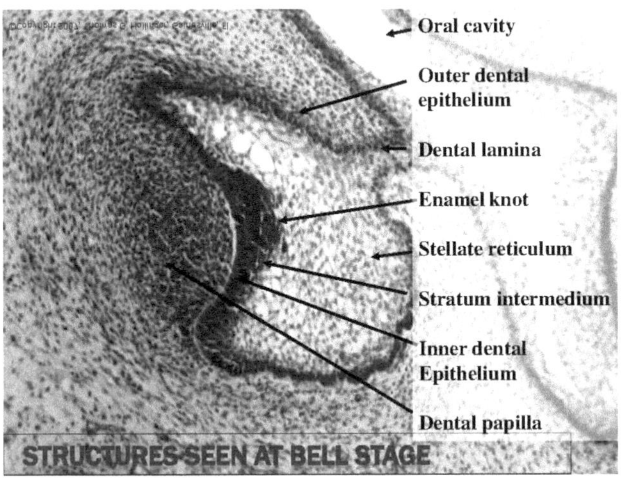

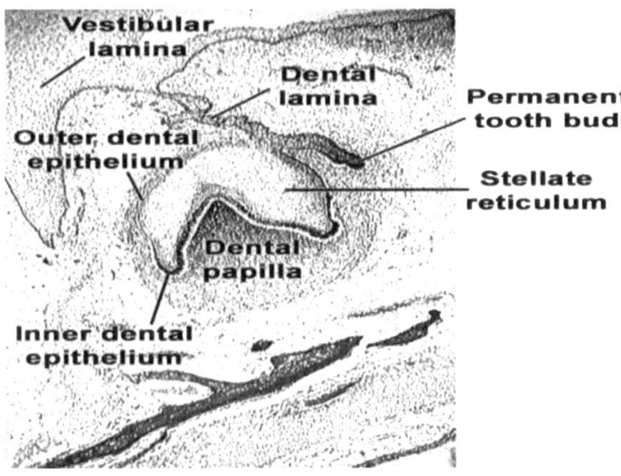

GOCKENBÜHNE

À medida que a invaginação do epitélio se aprofunda e as suas margens continuam a crescer, o órgão do esmalte assume a forma de um sino. Quatro tipos diferentes de células epiteliais podem ser distinguidos: o epitélio interno do esmalte, o intermediário do stratum, o retículo estrelado e o epitélio externo do esmalte.

Epitélio interno de fusão

Consiste em uma única camada de células que se diferenciam em grandes células colunares chamadas ameloblastos antes da amelogênese. Estas células têm de 4 a 5 um de diâmetro e cerca de 40 um de altura. Estas células alongadas são ligadas lateralmente umas às outras por complexos juncionais e às células do intermediário do estrato por desmosomas. As células do epitélio interno do esmalte exercem uma influência organizadora sobre as células mesenquimais subjacentes na papila dentária, que mais tarde se diferenciam em odontoblastos.

Stratum intermedium

Várias camadas de células escamosas formam o estrato intermediário entre o epitélio interno do esmalte e o retículo estrelado. Estas células estão intimamente ligadas por desmosomas e junções de fendas. As organelas citoplasmáticas bem desenvolvidas, mucopolissacarídeos ácidos e depósitos de glicogênio indicam um alto nível de atividade metabólica. Esta camada parece ser essencial para a formação do esmalte. Ela está ausente na parte do germe do dente que envolve as partes radiculares do dente, mas não forma esmalte.

Retículo estrelado

Continua a expandir-se, principalmente através de um aumento do fluido intercelular. As células são em forma de estrela, com longos processos que anastomose com os das células vizinhas. Antes do início da formação do esmalte, o retículo em forma de estrela desaba, reduzindo a distância entre os ameloblastos localizados centralmente e os capilares de nutrientes perto do epitélio externo do esmalte. Suas células mal se distinguem das células do estrato intermediário. Esta alteração começa no nível da cúspide ou da borda incisal e progride cervicalmente.

Epitélio externo do esmalte

As células achatam-se numa forma cuboidal baixa. No final da fase do sino, em preparação e durante a formação do esmalte, a superfície anteriormente lisa do epitélio externo do esmalte torna-se dobrada. Entre as pregas, o mesênquima adjacente do saco dentário forma papilas que contêm laços capilares, fornecendo um rico suprimento de nutrientes para a intensa atividade metabólica do órgão do esmalte avascular.

Papila dentária

Está encerrado na parte invaginada do órgão do esmalte. Antes que o epitélio interno do esmalte comece a produzir esmalte, as células periféricas da papila dentária mesenquimal diferenciam-se em odontoblastos sob a influência organizadora do epitélio. Inicialmente assumem uma forma cuboidal, mais tarde uma forma colunar e adquirem o potencial específico para formar a dentina. A membrana basal que separa o órgão do esmalte e a papila dentária imediatamente antes da formação da dentina é chamada membrana preformativa.

Bolsa dentária

Antes do início da formação do tecido dentário, o saco dentário tem uma disposição circular das suas fibras e assemelha-se a uma estrutura capsular. Conforme a raiz se desenvolve, as fibras do saco dentário se diferenciam nas fibras periodontais, que ficam embutidas no cemento em desenvolvimento e no osso alveolar.

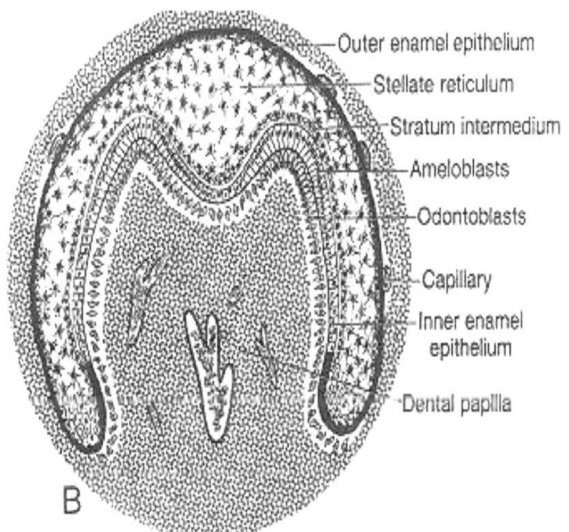

Histologia do desenvolvimento dentário na fase do sino.

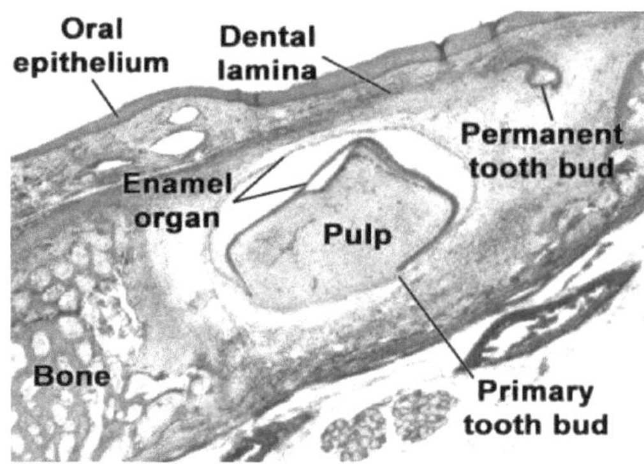

NÍVEL AVANÇADO DO SINO

A fronteira entre o epitélio interior do esmalte e os odontoblastos traça a futura junção dentina-esmalte. Além disso, a parte cervical do órgão do esmalte forma a bainha epitelial da raiz de Hertwig.

CONTROLO MOLECULAR DO DESENVOLVIMENTO DENTÁRIO

A sinalização de curto alcance envolve o contacto directo entre as células. Tais interações são mediadas por moléculas de superfície celular. Nas interacções de médio alcance, as moléculas de sinalização difundem-se para as células que respondem na proximidade imediata. As interacções de longo alcance têm uma influência mais geral no desenvolvimento do corpo. Estas interacções coordenam o desenvolvimento dos dentes, ossos e músculos para uma arquitectura funcional; regulam a simetria entre a direita e a esquerda.

FATORES DE TRANSCRIÇÃO HOMEOBOX E MOLÉCULAS DE SINALIZAÇÃO TÊM SIDO DESTACADOS NO DESENVOLVIMENTO DOS DENTES. Os factores de transcrição da Homeobox são genes altamente conservados, importantes no controlo da patterização de uma variedade de estruturas em desenvolvimento, incluindo os dentes. Pitx2 desempenha um papel na fase inicial; a falta de expressão leva à síndrome de Reiger, uma condição associada à hipoplasia dentária e até mesmo à ausência de dentes. Nos animais que não expressam Pax9, os dentes estão completamente ausentes. O Barx1 está restrito ao campo molar do desenvolvimento dentário. Msx1 é expressa nos campos dos incisivos. SHH (Sonic Hedgehog) funciona como uma molécula para estruturar a linha média. A expressão do p21 por células dentro do nó de esmalte correlaciona-se com sua saída do ciclo celular e posterior diferenciação. Um gradiente de moléculas de sinalização que vai desde a região oclusal ou incisal até a região apical é responsável pelo gradiente de diferenciação celular ao longo das cúspides em desenvolvimento durante a fase de aposicionamento do desenvolvimento dentário.

STAGE	MORPHOLOGY	TISSUE INTERACTIONS	MOLECULES INVOLVED
Undetermined		Migration of neural crest	Wnt has been implicated in neural tube formation and neural crest migration.
Initation		Initiation of tooth development	FGF-8 from the epithelium induces the mesenchyme to establish an undetermined tooth bud. Msx-Dlx-Barx expression (pre-patterning of tooth type) may be established in the mesenchyme (initiation to bud stage).
Bud		Epithelial mesenchymal interactions establish tooth shape. Appearance of the enamel knot.	Pax 9 expression in mesenchyme initiates tooth bud. Induction of the enamel knot by BMP-4 produced by the mesenchyme late in the bud stage.
Cap		Beginning of morphogenesis. The dental papilla is formed and mesenchymal dominance is established.	The primary enamel knot acts as a putative signaling center inducing cusp formation through the production of signaling molecules like SHH, BMP-2, BMP-7, and FGF-4. The shape of the tooth is determined by mesenchyme.
Bell		Definitive shape of the tooth is established. The primary enamel knot disappears and secondary enamel knots appear over the tips of developing cusps. Histodifferentiation of components of the dental papilla and enamel organ occur.	The secondary enamel knots produce many of the same signaling molecules as the primary enamel knot; The most important appear to be the members of the FGF and BMP family. Extracellular matrix molecules, especially sulfated proteoglycans found in the basement membrane, may be important in facilitating growth factor activity (at this and other stages of development).
Apposition		Secondary enamel knots elaborate many of the signalling molecules expressed by primary enamel knots. A signal beginning at the cuspups initiates wave of differentiation that progresses in an apical direction (toward the cervical loop). Differentiation of ameloblasts and odontoblasts and elaboration of their respective matrices proceeds similarly.	Final differentiation of odontoblasts and ameloblasts. Secretion of dentin and enamel matrix proteins.

DENTINOGÊNESE INICIAL

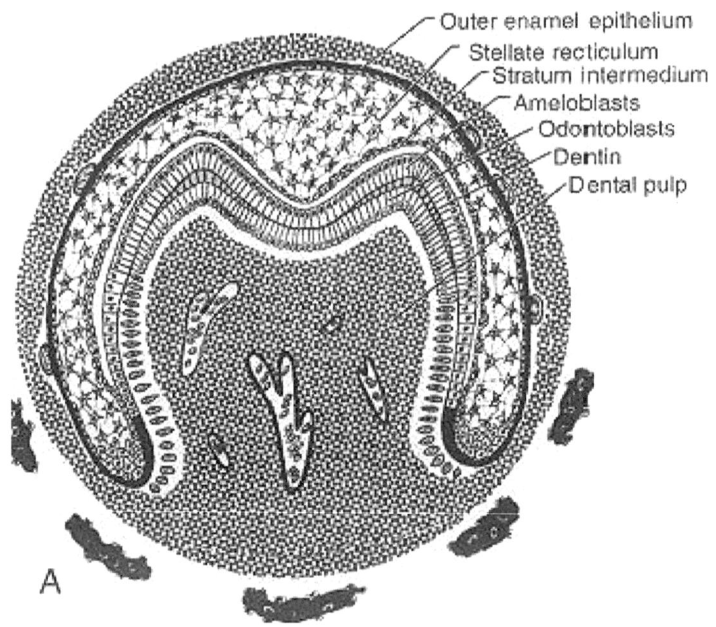

PRIMEIRAS FASES DE MINERALIZAÇÃO DA DENTINA

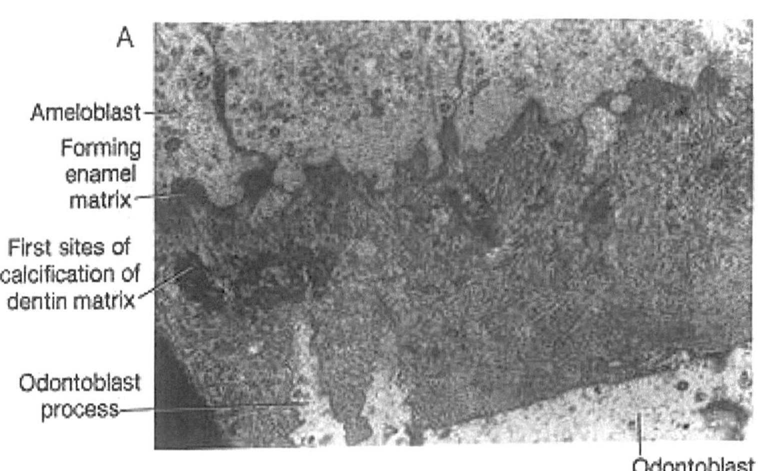

TRANSIÇÃO DENTINO-PREDENTINA

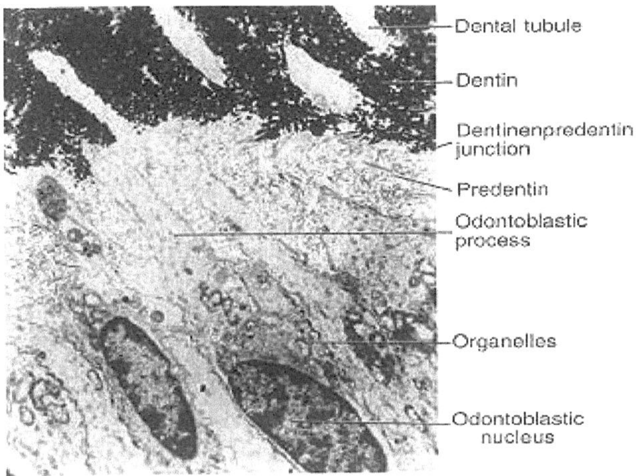

HISTO-DIFERENCIAÇÃO NO DENTE EM DESENVOLVIMENTO.

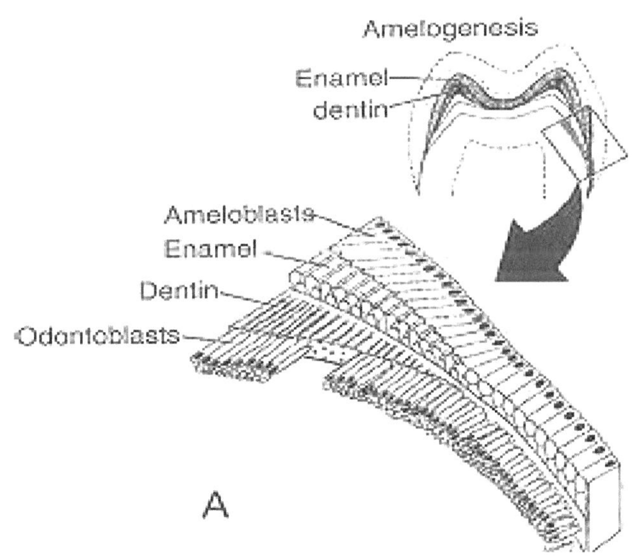

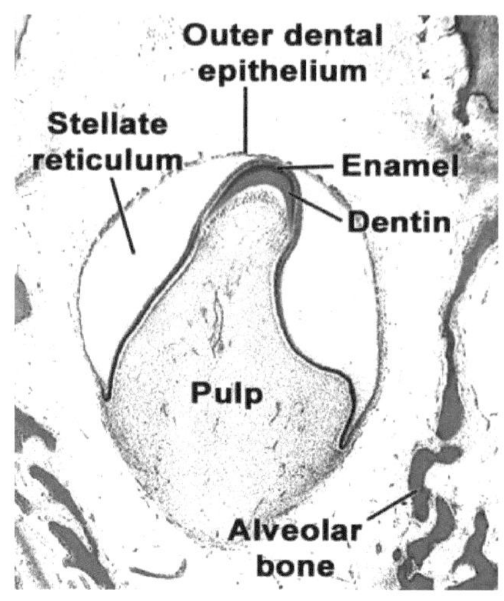

Durante o desenvolvimento e erupção da coroa, aproximadamente 4 um de dentina é formado em cada período de 24 horas. Após os dentes atingirem a oclusão, a taxa cai para menos de 1 um por dia.

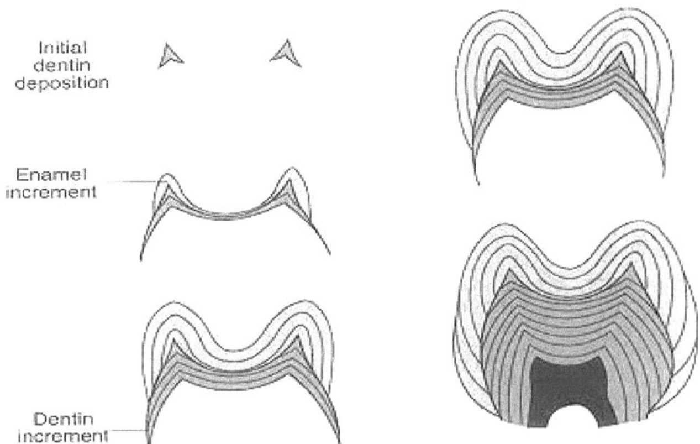

Deposição incremental de dentina e esmalte

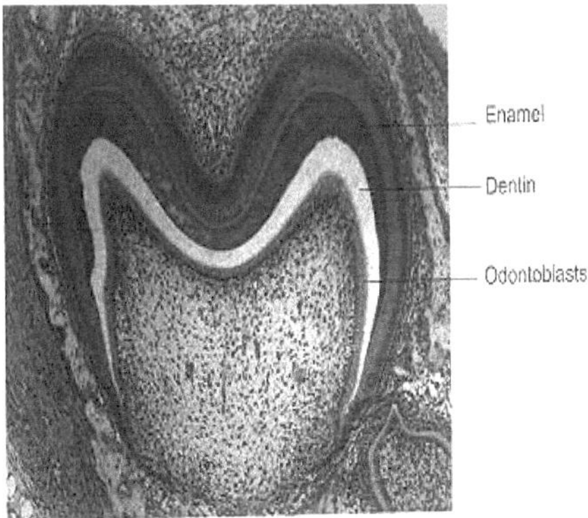

CICLO DE VIDA DOS AMELOBLASTOS

- Morfogénese

- Organize

- Formativo

- Maturação

- Medidas de proteção

- Desmolítico

fase morfogenética

As células são curtas e colunares, com grandes núcleos ovais que quase enchem o corpo celular. O aparelho de Golgi e os centríolos estão localizados na extremidade proximal da célula, enquanto as mitocôndrias estão uniformemente distribuídas sobre o citoplasma. Durante a diferenciação dos ameloblastos, as barras terminais aparecem em simultâneo com a migração das mitocôndrias para a região basal da célula. As barras terminais representam pontos de contacto próximo entre as células. O epitélio interno do esmalte é separado do tecido conjuntivo da papila dentária por uma fina lâmina basal. A camada de pasta adjacente é uma zona livre de células, estreita, de cor clara, contendo fibras argirofílicas finas e os processos citoplasmáticos das células superficiais da pasta.

Fase organizativa

O epitélio interno do esmalte interage com as células adjacentes do tecido conjuntivo, que se diferenciam em odontoblastos. As células tornam-se mais longas e as zonas livres de núcleos nas extremidades distais das células tornam-se quase tão longas quanto as partes proximais que contêm os núcleos. Uma inversão da polaridade funcional destas células ocorre quando as regiões dos centrioles e Golgi migram das extremidades proximais das células para as suas extremidades distais. A zona livre de células entre o epitélio interno do esmalte e a papila dentária desaparece, provavelmente devido à expansão das células epiteliais em direção à papila. Assim, as células epiteliais entram em estreito contato com as células do tecido conjuntivo da polpa, que se diferenciam em odontoblastos. Na fase final da fase organizativa, começa a formação da dentina pelos odontoblastos. O primeiro aparecimento da dentina parece ser uma fase crítica no ciclo de vida do epitélio interior do esmalte. Enquanto estiver em contacto com o tecido conjuntivo da papila dentária, recebe nutrientes dos vasos sanguíneos deste tecido. Contudo, quando a dentina se forma, corta os ameloblastos da sua fonte original de alimento, e a partir daí são fornecidos pelos capilares que rodeiam e podem até penetrar no epitélio externo do esmalte. Esta inversão da fonte alimentar caracteriza-se pela proliferação dos capilares do saco dentário e pela redução e desaparecimento gradual do retículo estrelado. Isto encurta a distância entre os capilares e o intermediário do estrato e a camada ameloblasta.

Fase formativa

A presença da dentina parece ser necessária para o início da formação da matriz de esmalte. Os ameloblastos retêm aproximadamente o mesmo comprimento e disposição. Alterações na organização e no número de organelas citoplasmáticas e inclusões estão associadas ao início da secreção da matriz do esmalte. A primeira mudança óbvia é o desenvolvimento de processos celulares contundentes nas superfícies ameloblasto que penetram na lâmina basal e entram na predentina.

Fase de maturação

A maturação do esmalte (mineralização completa) ocorre após a maior parte da matriz do esmalte ter sido formada na área oclusal ou incisal. Nas partes cervicais da coroa, a formação da matriz do esmalte ainda está em curso neste momento. Durante a maturação do esmalte, os ameloblastos são ligeiramente reduzidos em comprimento e estreitamente associados à matriz do esmalte. As células do intermediário do estrato perdem a sua forma cuboidal e disposição regular e assumem uma forma de fuso. Durante o amadurecimento, os ameloblastos mostram microfiliais nas suas extremidades distais e estão presentes vacúolos citoplasmáticos que contêm material semelhante à matriz do esmalte. Estas estruturas indicam uma função absorvente destas células.

<u>Nível de proteção</u>

Quando o esmalte está completamente desenvolvido e calcificado, os ameloblastos já não estão dispostos numa camada claramente definida e já não se podem distinguir das células do estrato intermediário e do epitélio externo do esmalte. Estas camadas celulares formam então um revestimento epitelial em camadas do esmalte, o chamado epitélio reduzido do esmalte. O epitélio reduzido do esmalte protege o esmalte maduro, separando-o do tecido conjuntivo até o dente entrar em erupção. Durante esta fase do ciclo de vida do ameloblastos, o órgão epitelial do esmalte pode retrair-se da margem cervical do esmalte. As células mesenquimais adjacentes podem então depositar um cimento fibrilar sobre a superfície do esmalte.

<u>fase despolítica</u>

O epitélio reduzido do esmalte prolifera e parece causar atrofia do tecido conjuntivo que o separa do epitélio oral, de modo que a fusão dos dois epitélios pode ocorrer. É provável que as células epiteliais produzam enzimas capazes de destruir as fibras do tecido conjuntivo por desmólise. A degeneração prematura do epitélio reduzido do esmalte pode evitar que o dente entre em erupção.

AMELOGÊNESE

FORMAÇÃO DA MATRIZ FUNDENTE

Os ameloblastos perdem as saliências que tinham penetrado na lâmina basal que os separava da predentina, e as ilhas de matriz de esmalte são depositadas ao longo da predentina. À medida que a deposição do esmalte avança, forma-se uma camada fina e contínua de esmalte ao longo da dentina. Esta camada é chamada de membrana de dentina e esmalte.

DESENVOLVIMENTO DOS PROCESSOS TOMES

As superfícies dos ameloblastos voltadas para o esmalte em desenvolvimento não são lisas. Há interdigitação das células e das varetas de esmalte. Esta interdigitação deve-se em parte ao facto de os eixos longos dos ameloblastos não serem paralelos aos eixos longos das hastes. As saliências dos ameloblastos na matriz do esmalte são chamadas processos de Tomes. Os processos da aldeia são organizados como uma cerca de estacas.

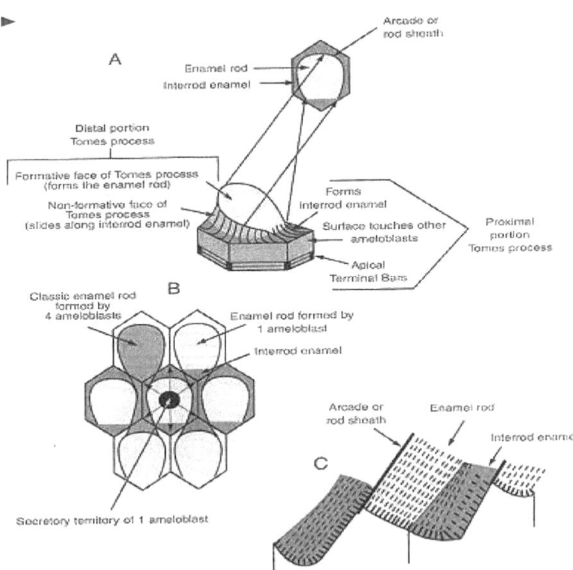

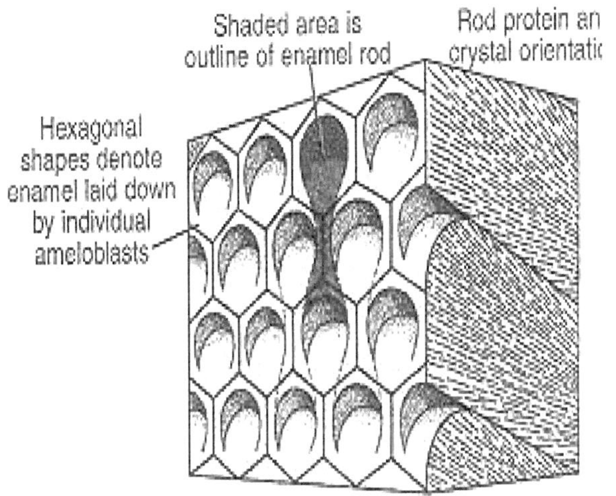

Interface entre ameloblastos e barras de fusão

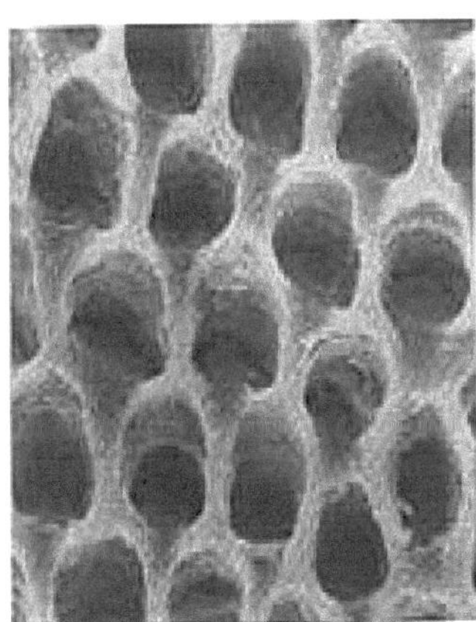

Imagem de microscópio eletrônico de varredura

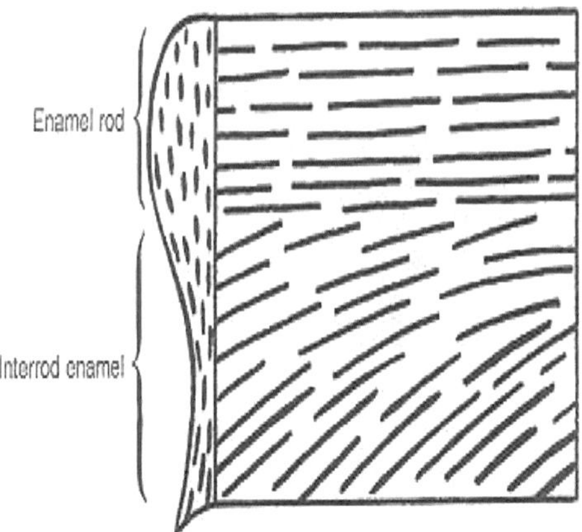

Orientação dos cristais em haste e esmalte entrecruzado

FIM DISTAL

No momento em que as extensões dos tomos começam a se formar, barras terminais aparecem nas extremidades distais dos ameloblastos, separando as extensões dos tomos da célula propriamente dita. Estruturalmente, estas são condensações localizadas de substância citoplasmática intimamente associadas a membranas celulares espessadas. São observados durante a fase de fusão dos ameloblastos, mas a sua função exacta não é conhecida.

AMELOBLASTOS QUE COBREM O ESMALTE DOS DENTES EM MATURAÇÃO

Os ameloblastos sobre o esmalte de maturação são muito mais curtos do que os ameloblastos sobre o esmalte incompletamente formado. Estes ameloblastos curtos têm uma superfície vilosa perto do esmalte e as extremidades das células estão cheias de mitocôndrias. Esta morfologia é típica das células absorventes. Mais de 90% das proteínas secretadas originalmente são perdidas durante a maturação do esmalte e as restantes formam bainhas em torno de cristais individuais.

MINERALIZAÇÃO E AMADURECIMENTO DA MATRIZ DE ESMALTE

A mineralização da matriz do esmalte ocorre em duas fases. Na primeira fase, a mineralização parcial imediata tem lugar nos segmentos da matriz e da substância interprismática, assim que são depositados. As análises químicas mostram que o influxo inicial pode representar de 25 a 30 % do conteúdo mineral total posterior. A segunda fase, a maturação, caracteriza-se pela conclusão gradual da mineralização. O processo de maturação começa ao nível da coroa e progride cervicalmente. Em cada etapa, porém, a maturação parece começar na extremidade dentinal das hastes. Há assim uma interdigitação de dois processos; cada haste amadurece da profundidade à superfície, & a sequência de maturação das hastes é das cúspides ou da borda incisal em direção à linha cervical. Os cristais em forma de fita originais aumentam mais rapidamente na espessura do que na largura. A perda de volume da matriz orgânica é causada pela retirada de uma quantidade considerável de proteína e água.

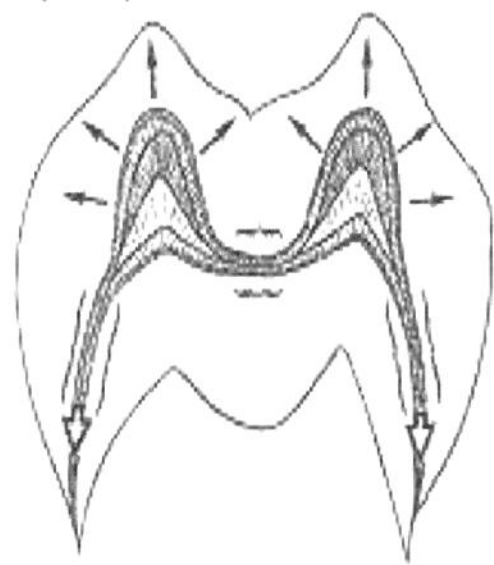

Crescimento da coroa em desenvolvimento na cúspide, intermuspital e sítios cervicais.

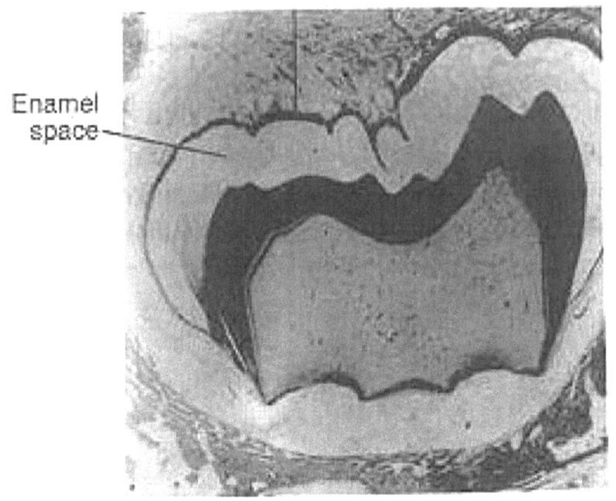

O processo de fusão está quase completo.

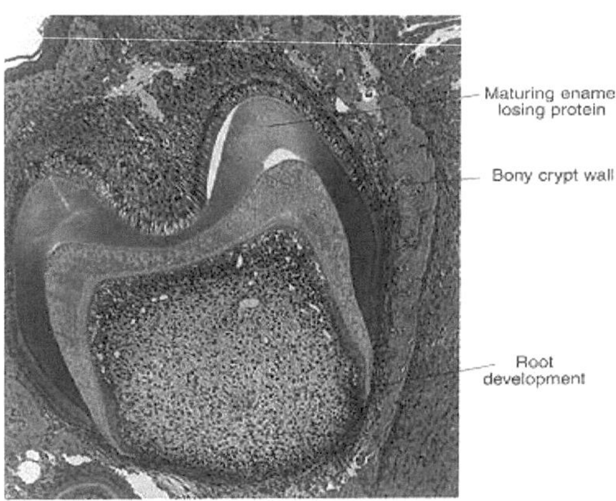

Dente em desenvolvimento com a coroa quase terminada deitada numa cripta óssea.

PROTEÍNAS DA MATRIZ FUNDENTE

Eles estão divididos em dois grupos: Amelogeninas e não-amelogeninas.

AMELOGENINA

Eles compõem cerca de 80% da matriz de esmalte jovem. São proteínas hidrofóbicas com uma sequência hidrofílica no seu fim carboxi-terminal (aniónico). Eles contêm uma grande proporção dos aminoácidos prolina, glutamina, histidina e leucina. Tendem a agregar-se no sol e a formar estruturas supramoleculares com um diâmetro de 20 nm, conhecidas como ENAMEL-NANOSPHERS.

NÃO-AMELOGENINA

TUFTELIN

Eles estão confinados a uma área perto do DEJ. Eles parecem ser um produto de ameloblastos jovens e pré-odontoblastos. Eles desempenham um papel na indução, iniciação da mineralização e/ou como material de ligação entre o esmalte e a dentina.

SHEATHLIN

Eles são encontrados em toda a haste e no esmalte entre as hastes. Elas estão preferencialmente localizadas nas conchas das barras ou arcadas em camadas mais profundas de esmalte.

ENAMELIN

É uma proteína ácida, fosforilada e glicosilada. É a maior proteína da matriz de fusão e é preferencialmente restrita à área das hastes de fusão. Eles desempenham um papel no crescimento ou nucleação de cristais.

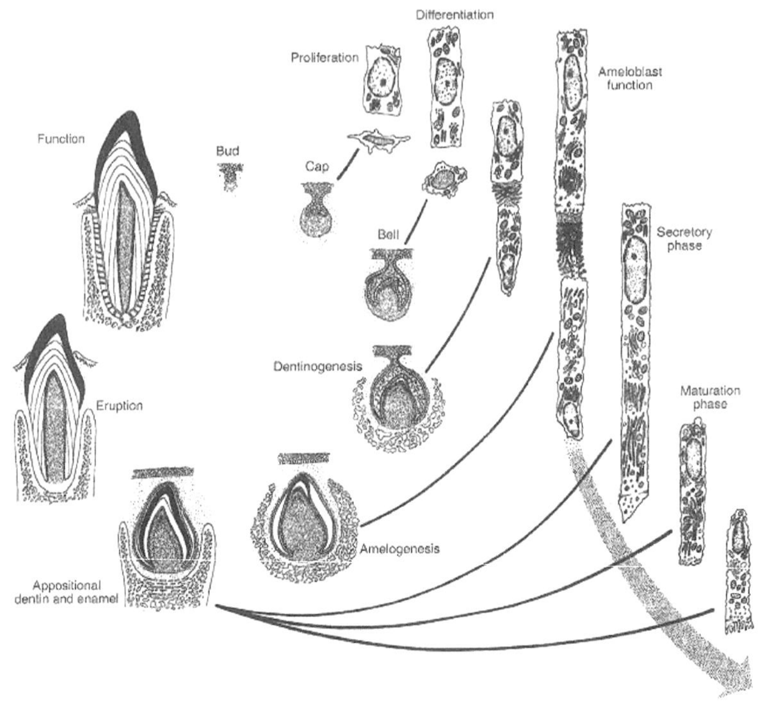

Resumo do desenvolvimento da coroa.

Após a conclusão da coroa, o epitélio interno e externo do esmalte proliferam na base do laço cervical e formam uma camada dupla de células epiteliais chamada HERTWIG`S EPITHELIAL ROOT SHEATH. A parte da bainha da raiz epitelial formada primeiro se dobra para cima num ângulo de 45 graus e forma uma estrutura em forma de disco. Este processo é chamado DIAPHRAGM EPITELIAL porque reduz o tamanho da abertura apical primária, que eventualmente se torna o forame apical.

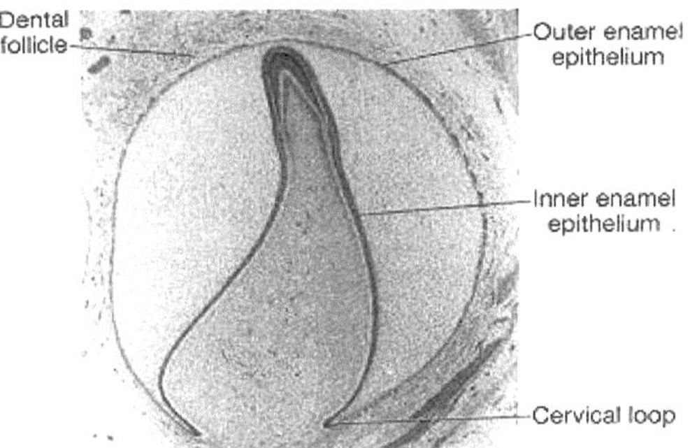

Formação de uma funda cervical

Após a conclusão da coroa, o epitélio interno e externo do esmalte proliferam na base do laço cervical e formam uma camada dupla de células epiteliais chamada HERTWIG`S EPITHELIAL ROOT SHEATH. A parte da bainha da raiz epitelial formada primeiro se dobra para cima num ângulo de 45 graus e forma uma estrutura em forma de disco. Este processo é chamado DIAPHRAGM EPITELIAL porque reduz o tamanho da abertura apical primária, que eventualmente se torna o forame apical.

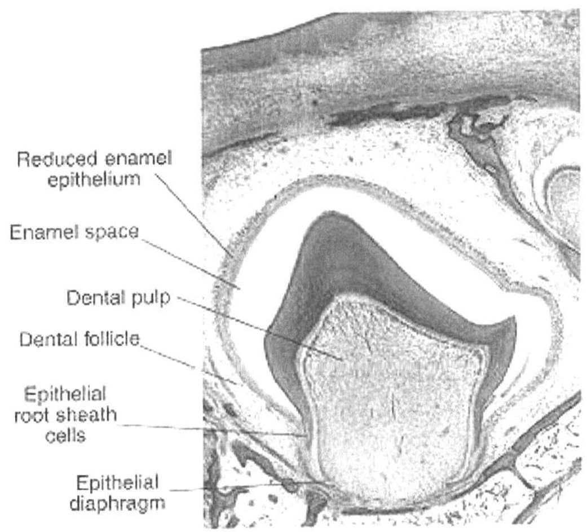

Início do desenvolvimento radicular.

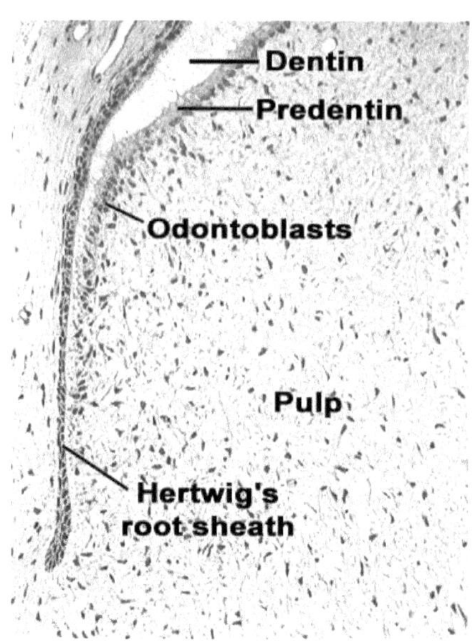

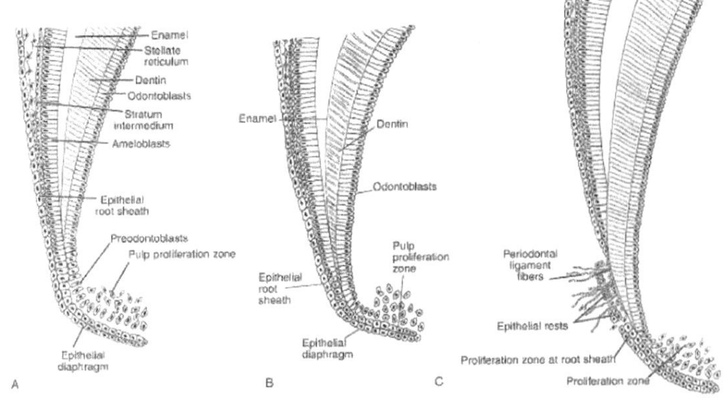

Fig. 6.4 Formation of epithelial diaphragm. **A** Early epithelial diaphragm formation. **B** Later epithelial diaphragm formation. **C** Later root development.

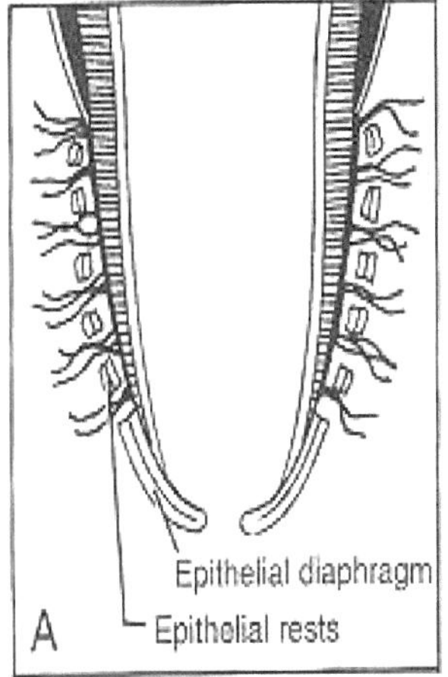

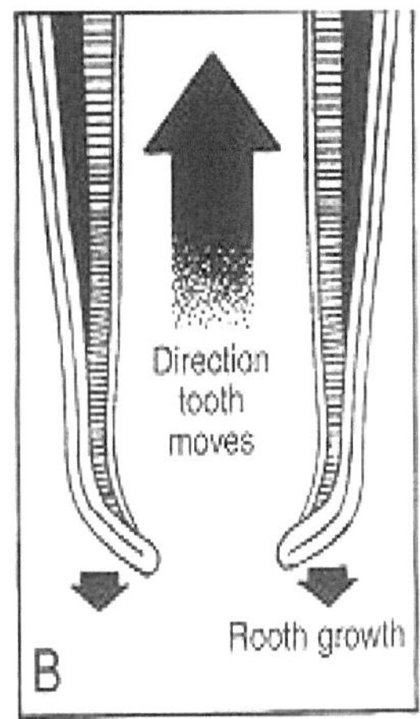

(A)Alongamento da raiz
(B)Erupção dentária

Os dentes multirradiculares humanos têm uma haste radicular comum, ou seja, a área da base radicular comum localizada entre o esmalte do colo do dente e a área onde ocorre a divisão radicular. Na área do diafragma epitelial, processos semelhantes aos da língua desenvolvem-se e crescem até entrarem em contacto com um ou dois processos opostos, que se fundem entre si.

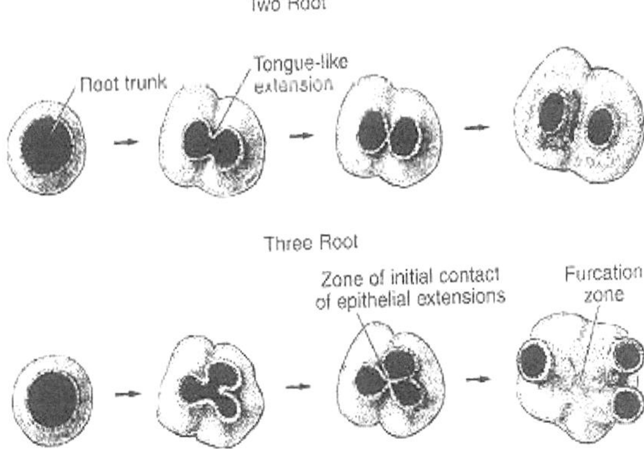

Desenvolvimento de múltiplas raízes

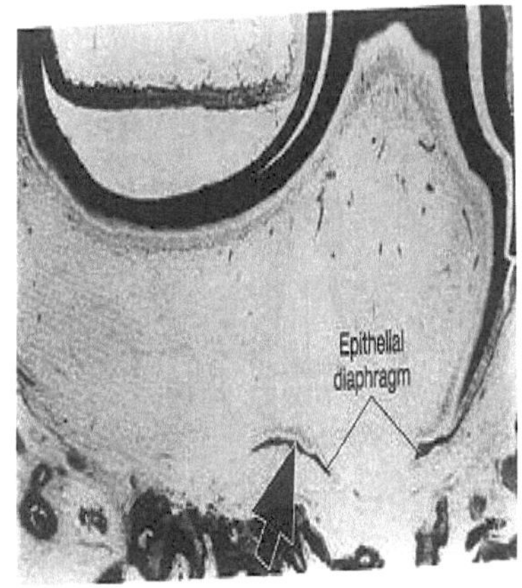

Desenvolvimento da zona de furcação, crista de bifurcação (seta)

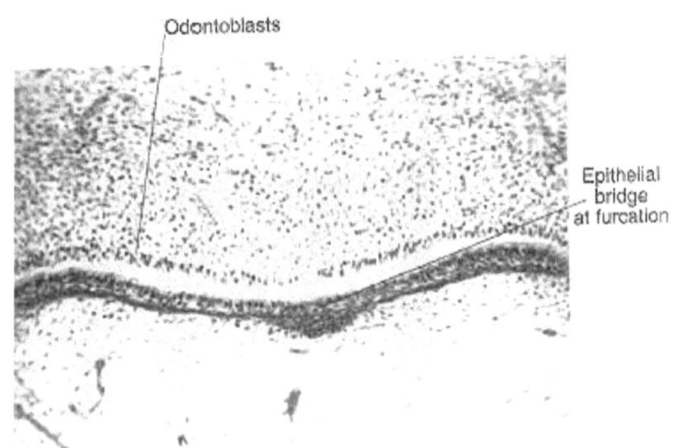

Diferenciação de odontoblastos na zona de bifurcação

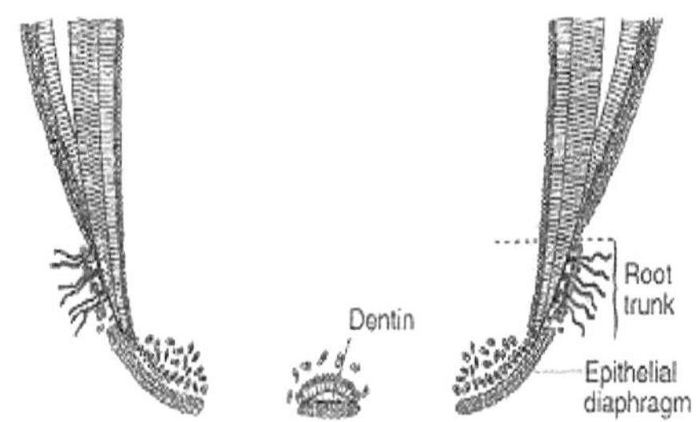

Formação da haste da raiz

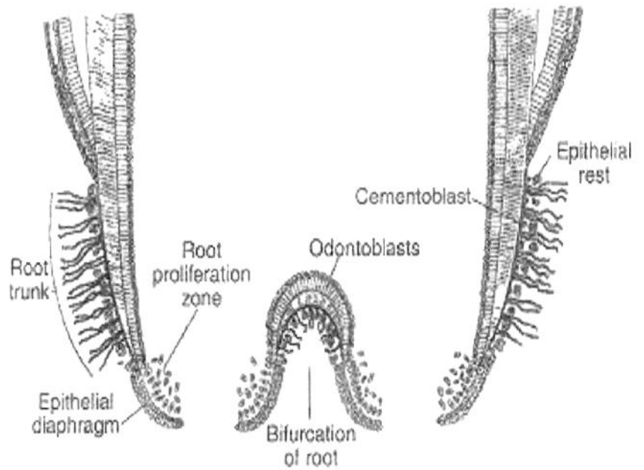

Desenvolvimento da raiz individual

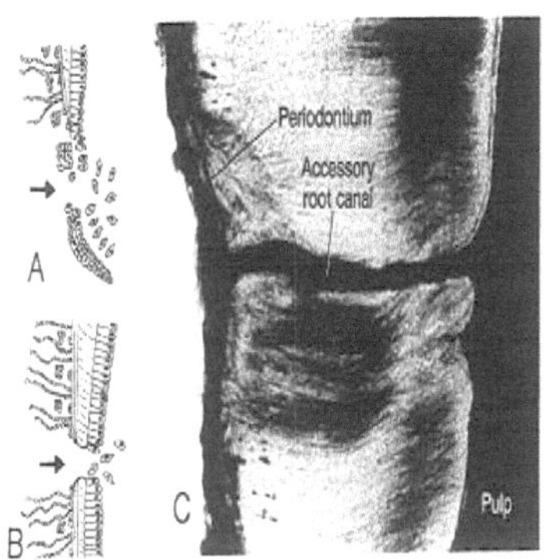

(A) **Formação de uma bainha de raiz defeituosa. (B) Falta de diferenciação dos odontoblastos e formação de dentina.(C) Canal acessório resultante no dente maduro.**

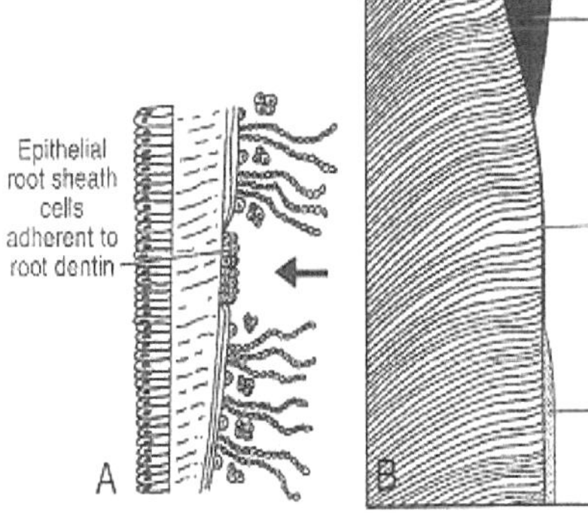

(A)Células da bainha da raiz fundidas com a dentina. (B)Área de dentina exposta.

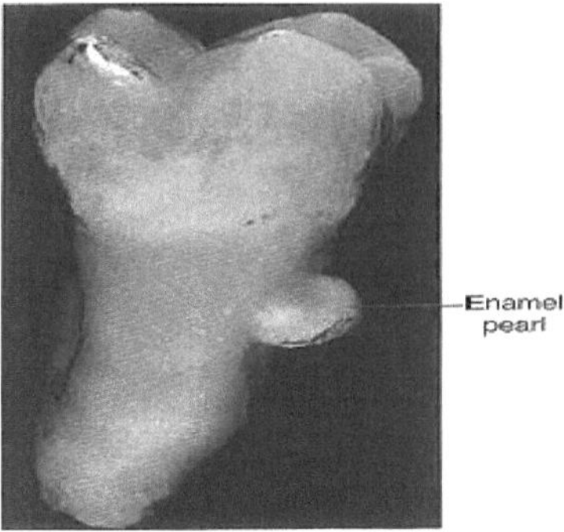

Conta de esmalte na raiz do dente

DESTINO DA BAINHA EPITELIAL DA RAIZ

Após a formação da dentina, esta é degradada e os restos migram da superfície dentinária para a raiz no ligamento periodontal, tornando-se conhecida como EPITHELIC MALASSEZ REMAINS. Estas células permanecem no PDL por toda a vida. Alguns dos restos de células epiteliais da bainha radicular podem ficar presos em depressões semelhantes a baías entre a dentina e o cimento celular, formando o CEMENTO INTERMEDIATO.

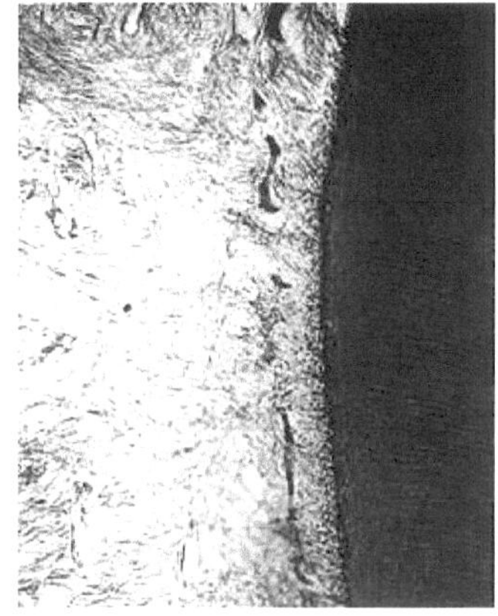

Desenvolvimento de restos epiteliais.

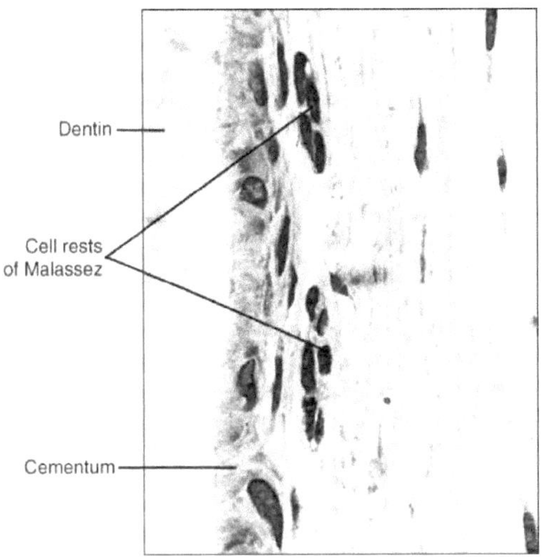

Existem três tipos de restos epiteliais: proliferantes, adormecidos e degenerescentes. Em inflamações crónicas ou outras condições patológicas, os restos epiteliais podem proliferar em quistos ou tumores. Contudo, as células epiteliais degeneradoras podem formar um nidus para corpos calcificados que contribuem para a formação de um cemento no ligamento periodontal.

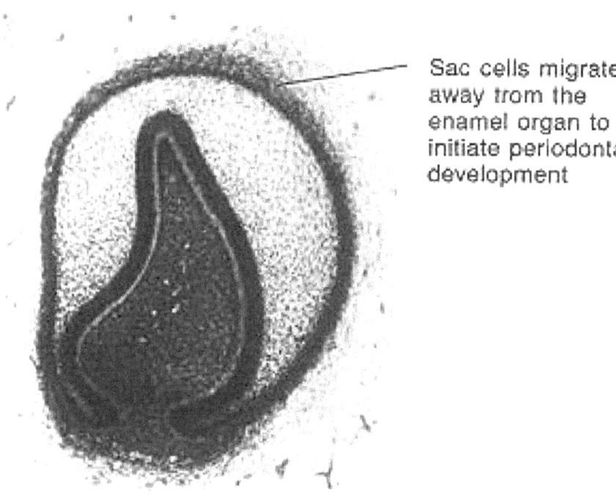

Folículo pericoronário no dente em desenvolvimento

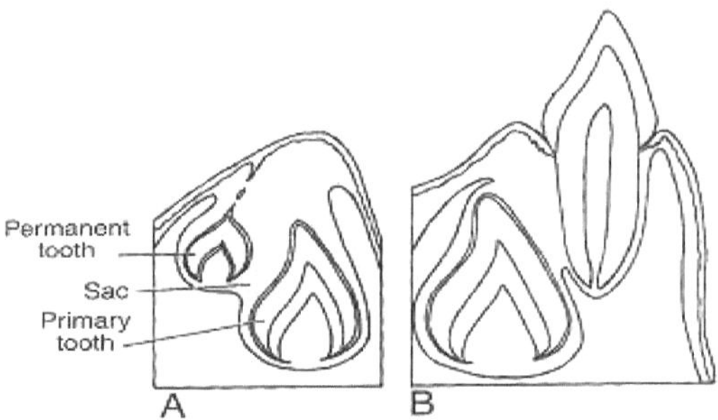

O desenvolvimento da cripta óssea.

FUNÇÕES DO SACO DENTÁRIO

- Para proteger e estabilizar o dente durante a formação e posterior erupção;

- Para fornecer nutrientes e nervos ao dente em desenvolvimento;

- Formação das células que formam o cemento, o ligamento periodontal e a parede interna da cripta óssea ou alvéolo.

- Também desempenha um papel fundamental na extracção dentária, uma vez que a sua remoção leva à paragem total da erupção dentária.

CIMENTO INTERMEDIÁRIO

É livre de colágeno, mas contém triptofano. É mais pronunciada na região apical da raiz e tem em média 10 a 20 um de espessura. As células da bainha da raiz têm uma capacidade estimulante de odontoblastos, assim como possivelmente uma função secretora na produção do cimento intermediário.

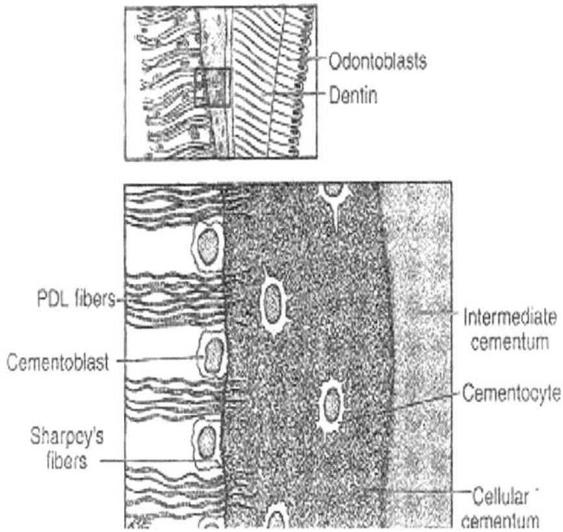

Desenvolvimento do cimento intermediário

CIMENTO CELULAR E ACELULAR

A cementogénese é mais lenta do que o desenvolvimento da dentina radicular adjacente. As partes embutidas das fibras PDL no cemento são conhecidas como FIBRAS SHARPEY. Estas são as fibras extrínsecas do cemento que correm em ângulo recto em relação à superfície da raiz. Geralmente, o cimento acelular cobre a metade cervical da dentina radicular, enquanto o cimento celular é encontrado na metade apical.

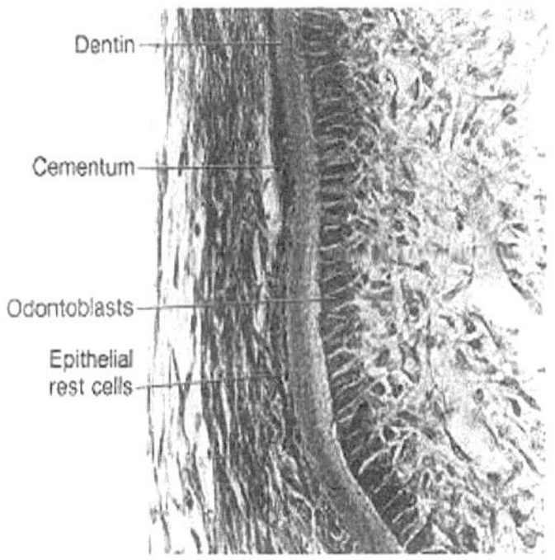

Histologia da formação precoce de cimento e dentina.

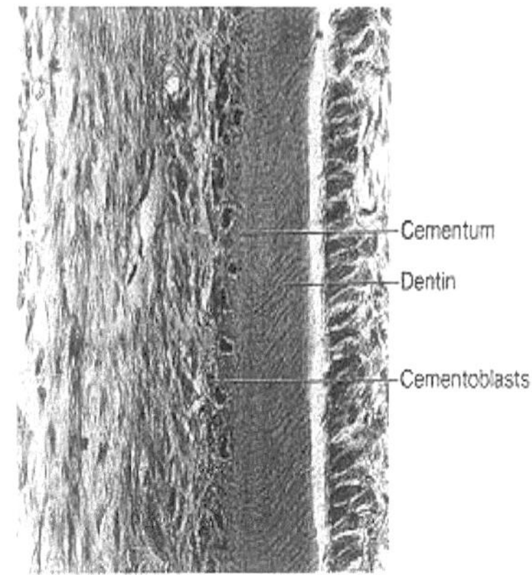

Desenvolvimento do cimento celular.

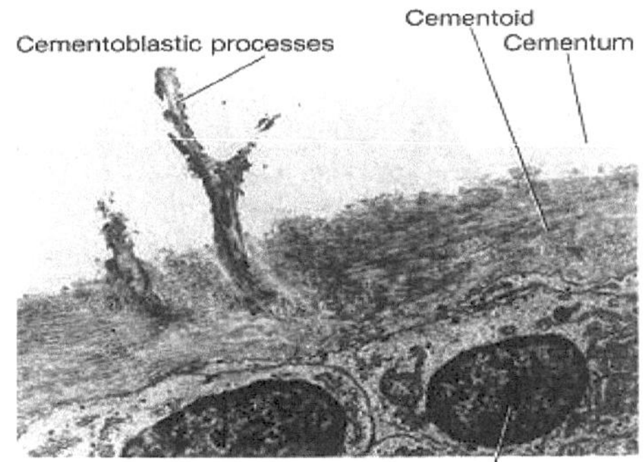

Ultrastrutura do cemento primitivo

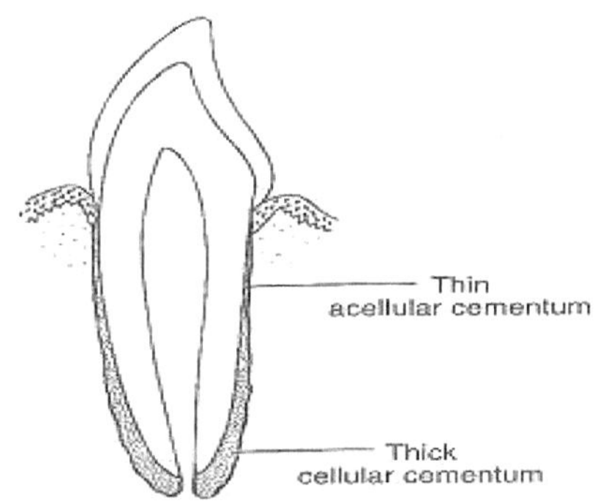

Padrão de depósitos cimentícios

<u>DESENVOLVIMENTO DO LIGAMENTO PERIODONTAL</u>

As células mais internas junto à raiz formadora diferenciam-se em cementoblastos e depositam cimento. As células mais externas diferenciam-se em osteoblastos e formam o revestimento da órbita óssea. As células mais centralmente localizadas no ligamento diferenciam-se em fibroblastos.

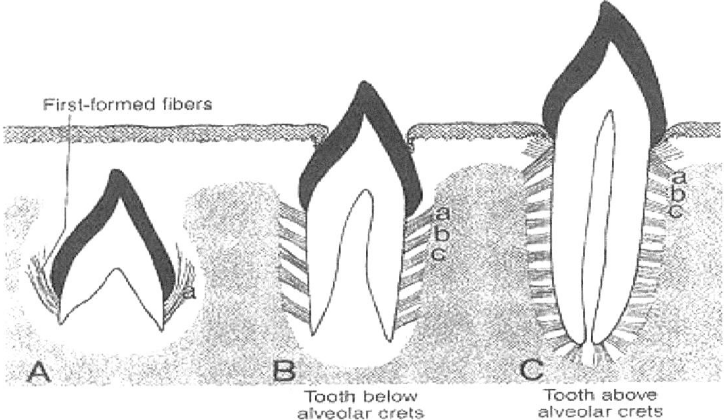

Fig. 6.28 Formation of periodontal ligament. A Relation of periodontal fibers on unerupted crown. B Relation of periodontal fibers during intraoral eruption. C Relation of fibers in the adult tooth. Note the orientation of the first-formed fibers in A, B, and C.

O ligamento periodontal está em constante processo de remodelação, tanto durante o desenvolvimento como ao longo da vida do dente. O ligamento suporta continuamente um dente em erupção ou em funcionamento. A maior rotatividade de colágeno ocorre na região apical e a menor na região cervical do ligamento.

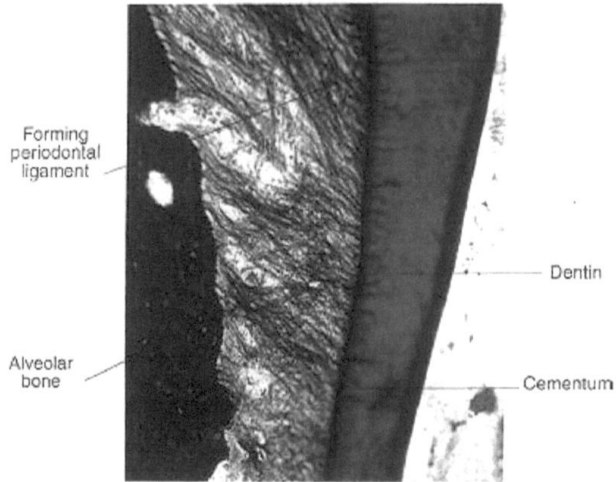

Diferenciação das fibras do PDL.

DESENVOLVIMENTO DO PROCESSO ALVEOLAR

Começa na oitava semana in utero. Existem dois tipos de osso embrionário: osso tecido e osso de granulação grosseira. No osso tubular, os feixes de colágeno correm em diferentes direções na matriz, enquanto que no osso tubular os feixes de colágeno são mais espessos e geralmente correm paralelamente na matriz. O osso embrionário é substituído por osso maduro ou lamelar, do tipo compacto ou esponjoso.

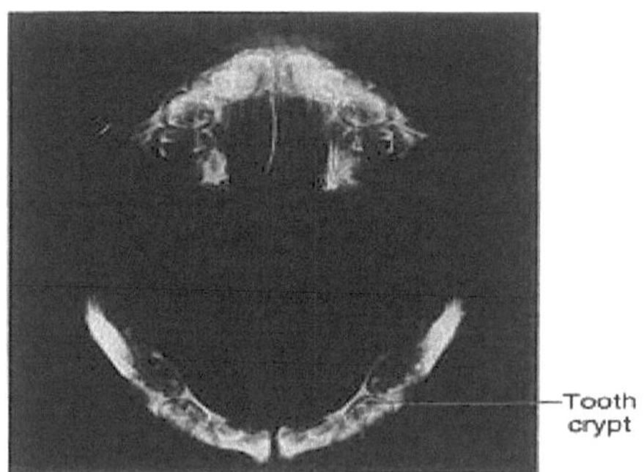

Formação de osso alveolar.

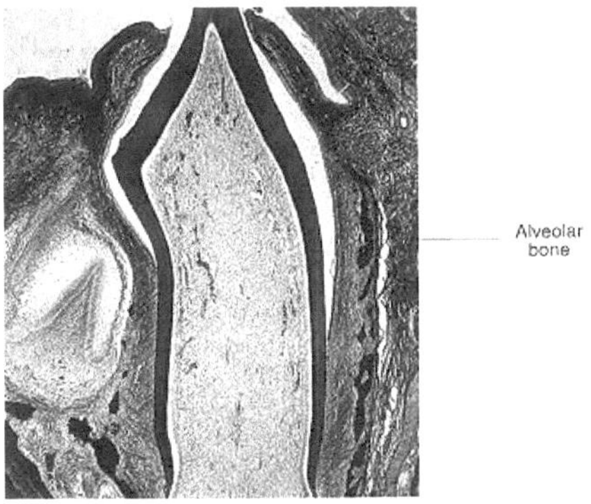

Desenvolvimento do osso em torno dos dentes em erupção.

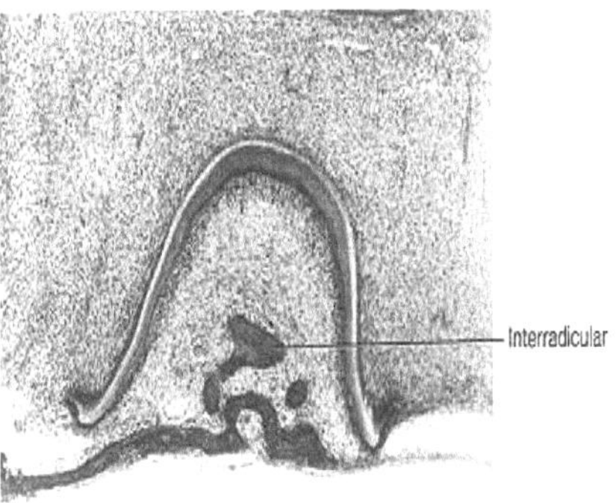

Desenvolvimento do osso interradicular.

Na sua forma madura, o osso alveolar é constituído por duas partes, o osso alveolar propriamente dito e o osso de suporte. O osso alveolar propriamente dito é conhecido radiograficamente como o LAMINA DURA. O Osso Fundamentado é assim chamado porque é atravessado por feixes de fibras de ligamentos periodontais.

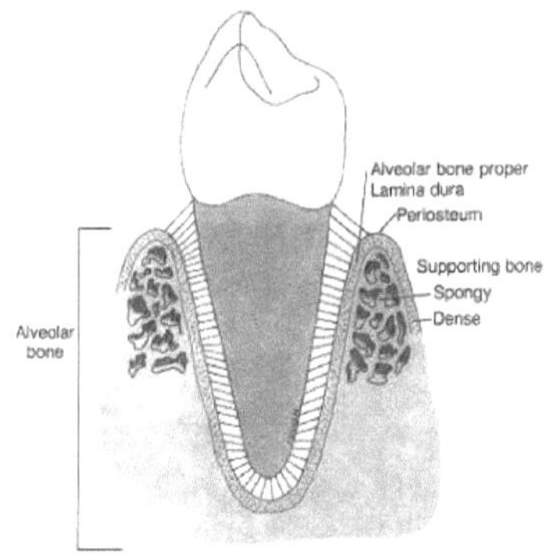

Classificação do osso alveolar.

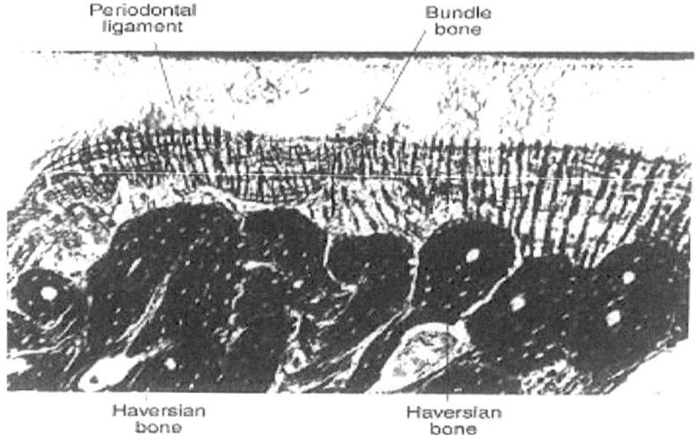

Histologia do osso alveolar propriamente dito: Haversian & bundle.

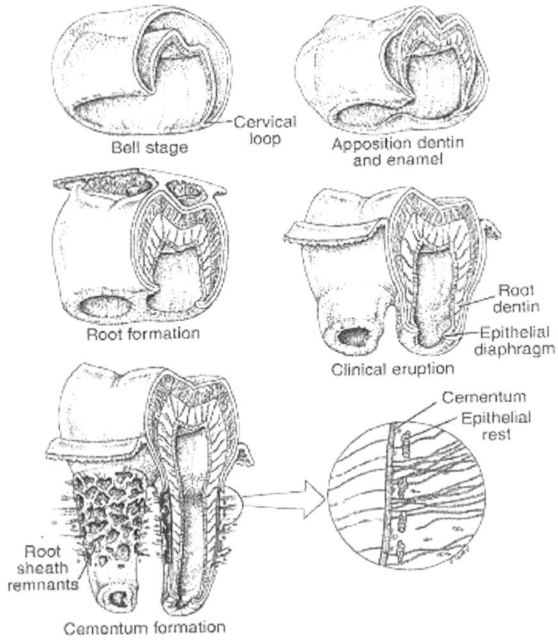

Resumo do desenvolvimento radicular.

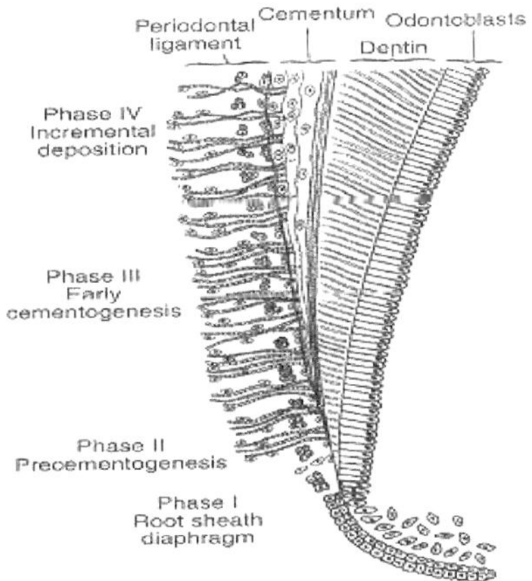

Resumo da formação de cimento.

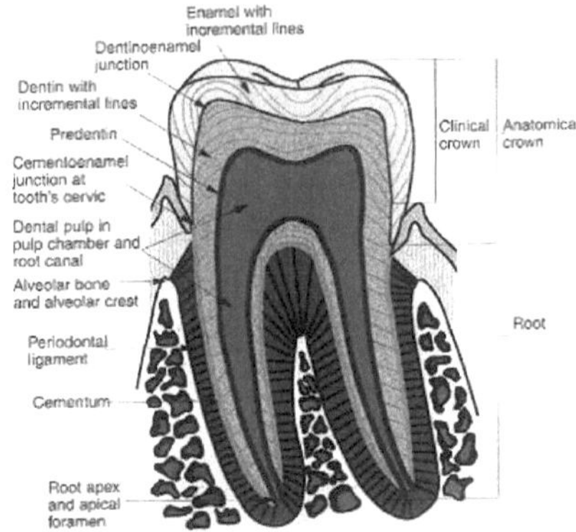

A COROA CLÍNICA é a parte do dente que está exposta à cavidade oral. A COROA ANATÓMICA é a parte do dente que é coberta com esmalte. Em indivíduos jovens, a coroa anatômica é maior do que a coroa clínica. Na RECESSÃO GINGIVAL, a coroa clínica é maior do que a coroa anatômica.

Os estágios de desenvolvimento dentário de Nolla

10. Apical end of root completed

9. Root almost completed, open apex

8. Two thirds of root completed

7. One third of root completed

6. Crown completed

5. Crown almost completed

4. Two thirds of crown completed

3. One third of crown completed

2. Initial calcification

1. Presence of crypt

0. Absence of crypt

FALHA DE CONCURSO

Erupção é o movimento dos dentes em desenvolvimento dentro e através do osso e da mucosa da mandíbula para aparecer na cavidade bucal e alcançar o plano oclusal. Os movimentos que levam à erupção dos dentes podem ser divididos em três fases:

- A fase pré-eruptiva,

- a fase eruptiva pré-funcional, e

- A fase eruptiva ou pós-eruptiva funcional

FASE PRÉ-ERUPTIVA

Consiste nos movimentos dos germes dos dentes em desenvolvimento e crescimento dentro do processo alveolar, antes da formação da raiz. Isto ocorre tanto através do movimento físico como do crescimento excêntrico. Crescimento excêntrico significa crescimento relativo em uma parte do dente, enquanto o resto do dente permanece constante. Como resultado, o centro do dente muda.

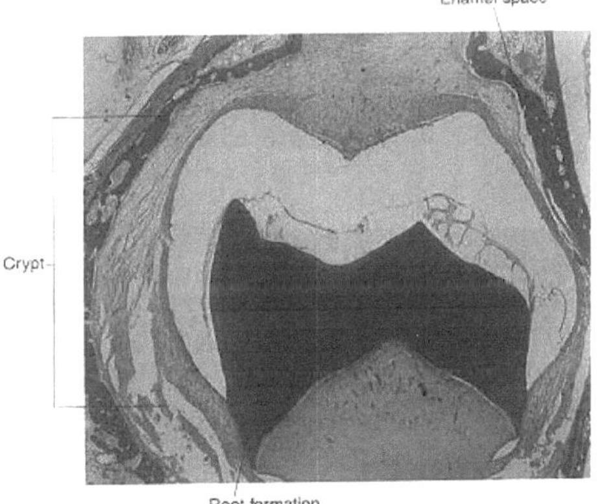

Fase pré-eruptiva de formação dos dentes.

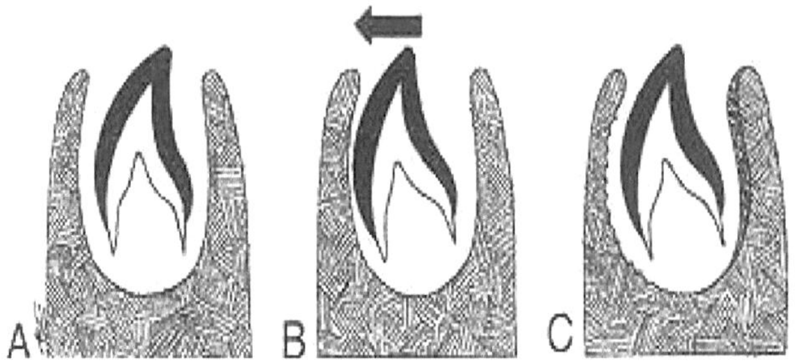

Movimento físico da coroa na fase pré-eruptiva.

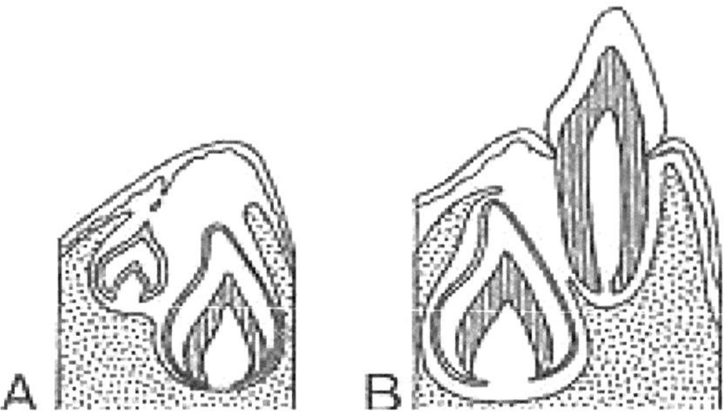

Posição relativa dos dentes primários e permanentes na fase (A) pré-eruptiva e (B) eruptiva.

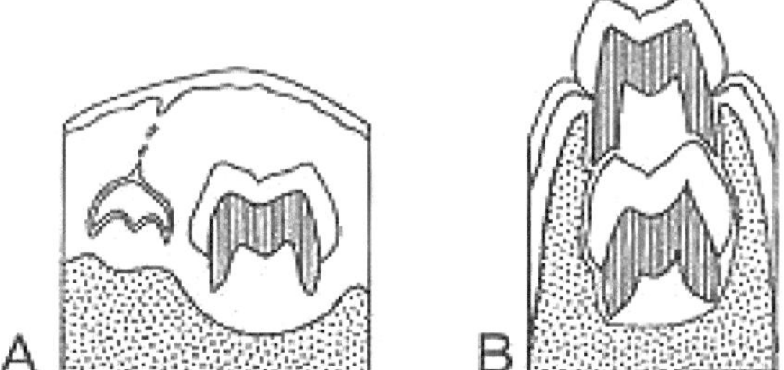

Posição relativa dos molares primários e pré-molares permanentes na fase (A) pré-eruptiva e (B) eruptiva.

Os molares superiores desenvolvem-se nas tuberosidades do maxilar superior e as suas superfícies oclusais estão inclinadas distalmente. Os molares inferiores desenvolvem-se na base das rampas mandibulares e suas superfícies oclusais são inclinadas mesialmente.

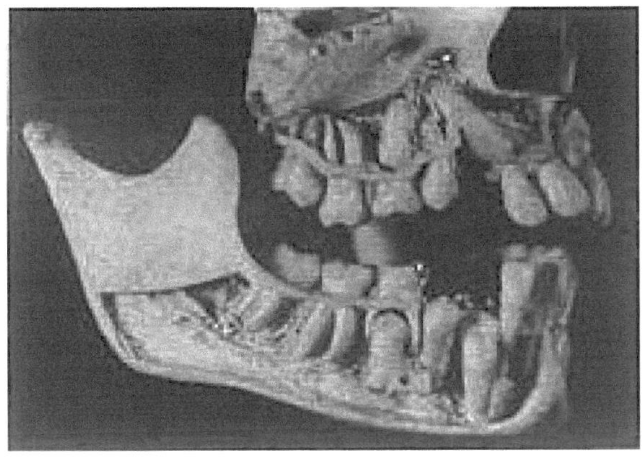

Mandíbulas humanas durante o período de dentição mista. Molar maxilar permanente na tuberosidade.

FASE ERUPTIVA PRÉ-FUNCIONAL

Começa com o início da formação da raiz e termina quando os dentes atingem o contacto oclusal. Cinco eventos importantes acontecem durante esta fase;

1) A fase de secretariado da amelogênese está concluída.

2) O estágio INTRA-OSSEOUS ocorre quando começa a formação das raízes.

3) A fase SUPRA-OSSEOUS começa quando o dente em erupção se move oclusivamente através do osso da cripta e do tecido conjuntivo da mucosa oral.

4) A ponta da coroa penetra na cavidade oral rompendo o centro das células epiteliais de dupla camada. Esta é a fase inicial da erupção clínica.

5) O dente em erupção continua a mover-se oclusivamente na velocidade máxima e mais da coroa clínica é gradualmente exposta. O movimento oclusal é o resultado de uma erupção activa.

O epitélio de esmalte reduzido que agora envolve a coroa como um manguito é chamado de epitélio juncional ou de fixação.

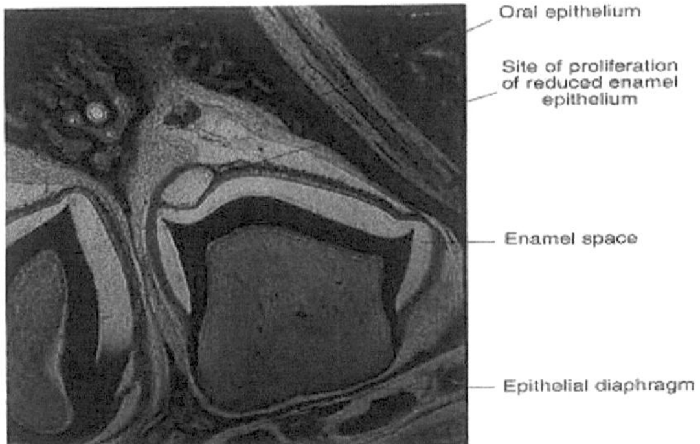

Fase eruptiva pré-funcional de formação das raízes.

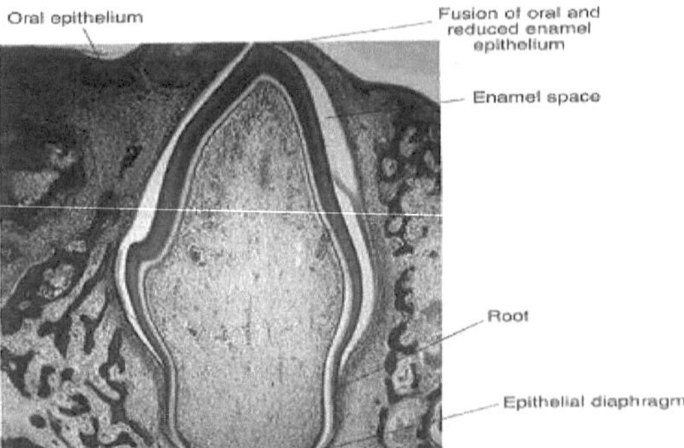

A ponta da coroa aproxima-se do epitélio oral.

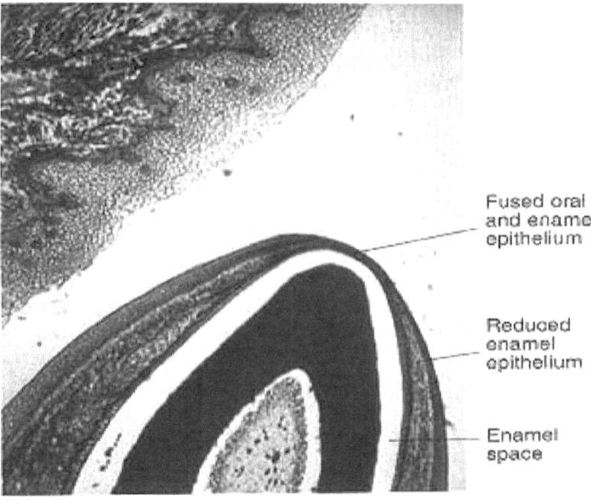

Contacto e fusão do epitélio reduzido do esmalte e da mucosa oral.

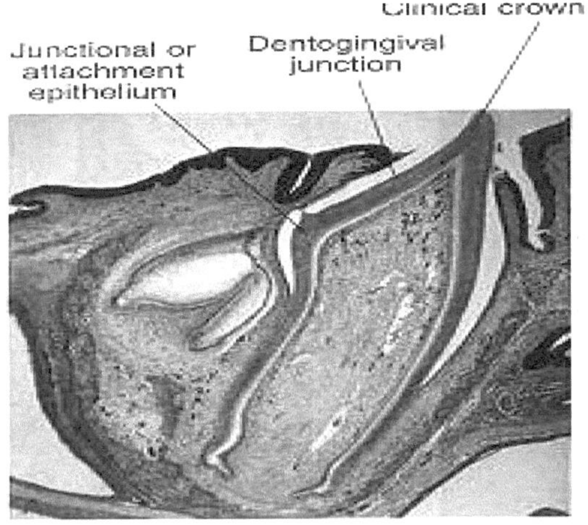

Aspecto clínico da coroa.

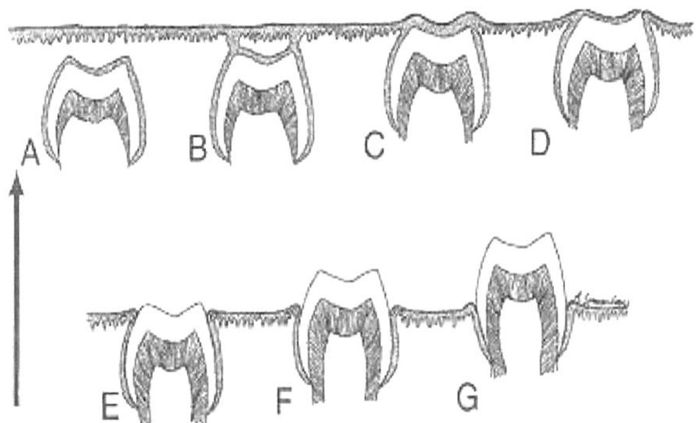

Ilustração resumida da fusão e ruptura do epitélio reduzido do esmalte e do epitélio bucal durante a erupção dentária.

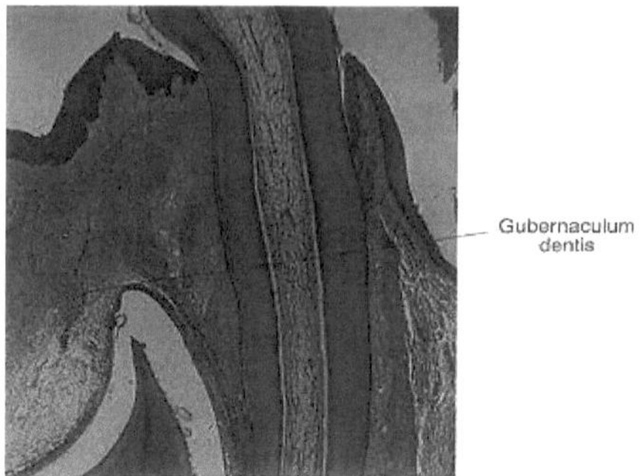

Dente de leite no final da fase eruptiva. Sucessor permanente na fase pré-eruptiva.

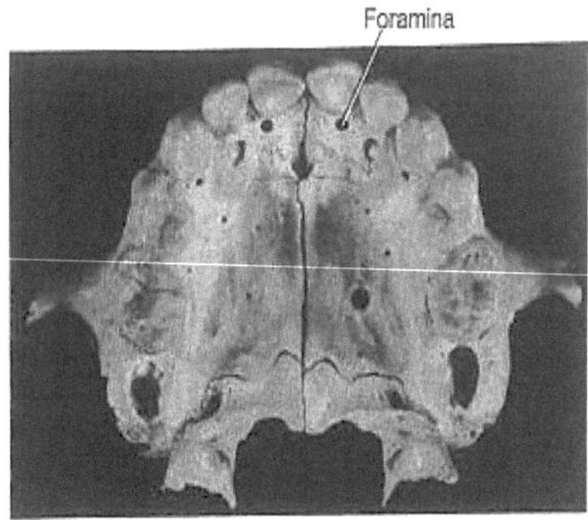

Pontos de ruptura dos dentes permanentes (foramina gubernacular) lingual até as coroas primárias.

FASE PÓS-ERUPTIVA

A finalização da raiz continua por bastante tempo depois que os dentes estão em função; este processo leva de 1 a 1,5 anos para os dentes decíduos e de 2 a 3 anos para os dentes permanentes. A densidade do osso alveolar aumenta. As principais fibras do PDL se estabelecem em grupos separados orientados para a gengiva, a crista alveolar e a superfície alveolar ao redor da raiz.

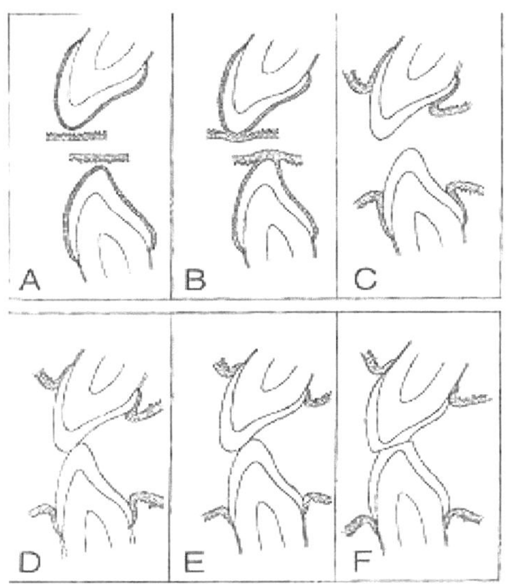

Formação do epitélio juncional. A,B Pré-eruptivo. C Pré-funcional eruptiva. D-F Oclusão funcional.

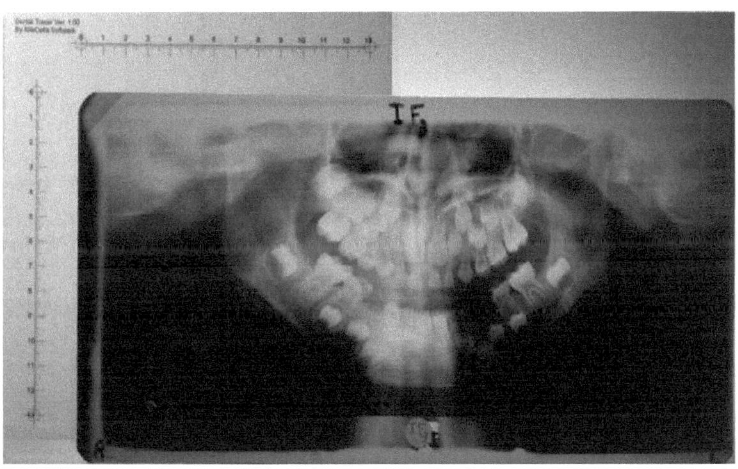

Filme radiográfico panorâmico para uma menina egípcia de 6 anos de idade

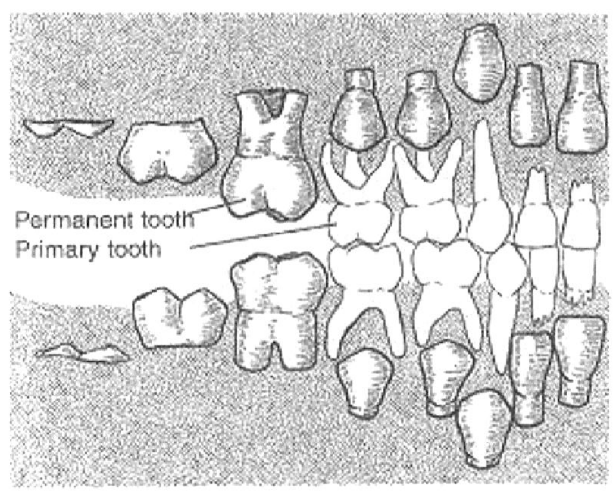

Proporção de dentes de leite para dentes permanentes na fase de dentição mista.

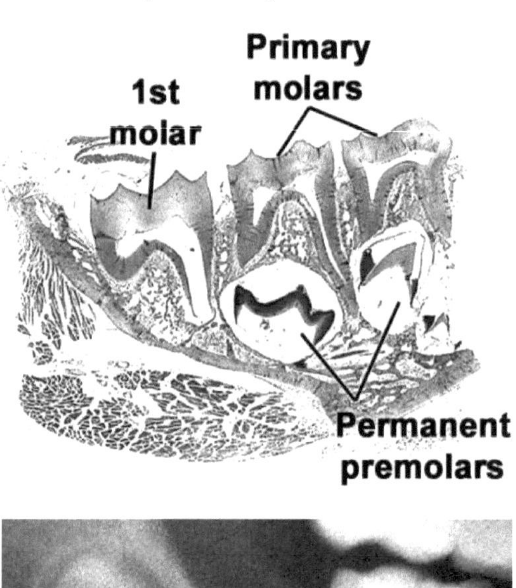

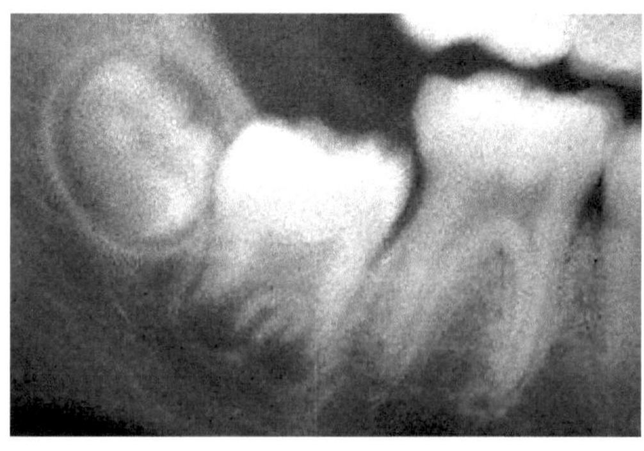

Radiografia do terço inferior direito, segundo e primeiro molares em diferentes estágios de desenvolvimento.

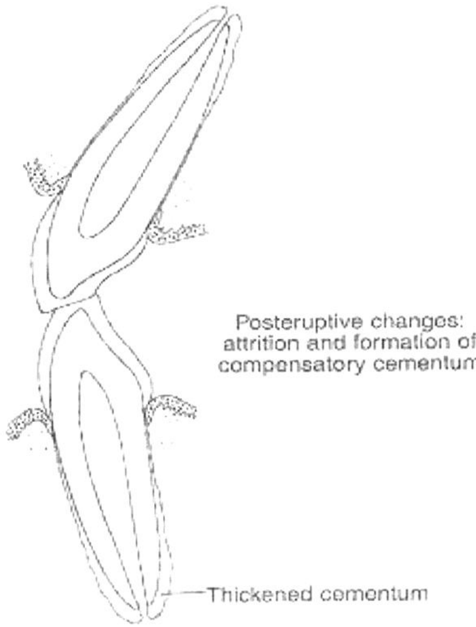

Alterações pós-eruptivas; desgaste e formação compensatória do cimento.

TEORIAS SOBRE A ERUPÇÃO DENTÁRIA

1) **TEORIA DA CONSTRUÇÃO ÓSSEA:** A acumulação selectiva e a reabsorção dos ossos levam à erupção.

2) **TEORIA DO CRESCIMENTO DA ROTA:** A raiz proliferante colide com uma caixa fixa, convertendo uma força apicalmente dirigida em um movimento oclusal.

3) **TEORIA DA PRESSÃO VASCULAR:** Um aumento local da pressão do fluido tecidual na área periapical é suficiente para mover o dente.

4) **TEORIA DA TRACÇÃO LIGAMENTAL:** As células e fibras do ligamento puxam o dente para a oclusão.

As drogas que interrompem a formação adequada de colágeno nos ligamentos também interferem com a erupção.

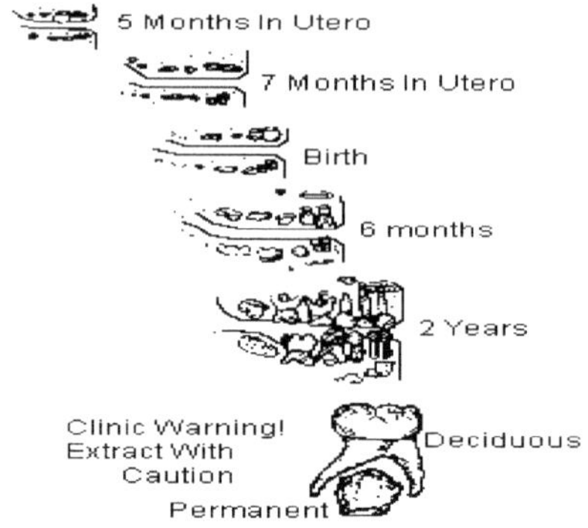

Desenvolvimento da dentição primária

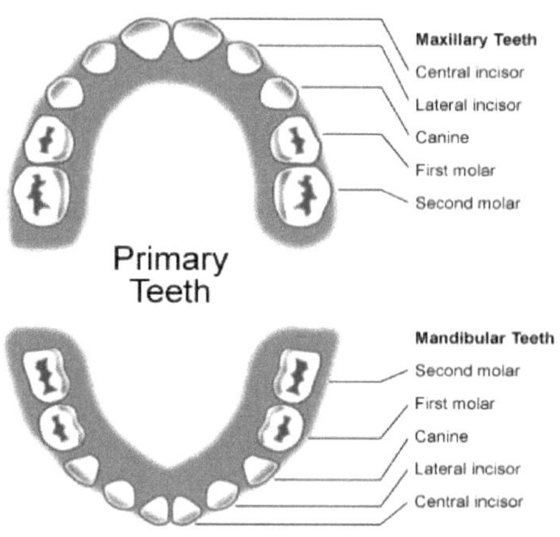

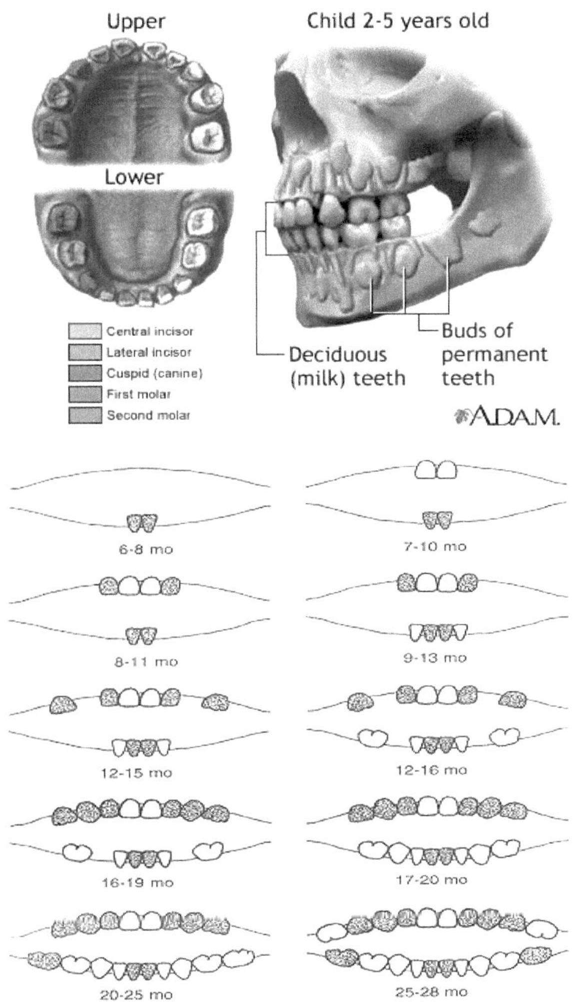

Cronologia da dentição primária.

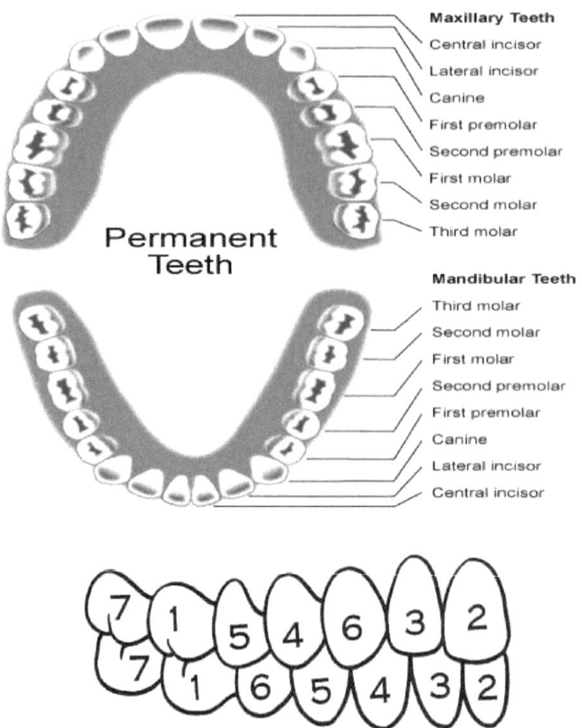

Sequência de erupção desejada para os dentes permanentes

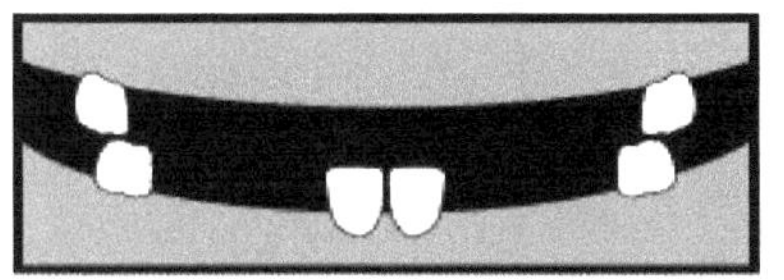

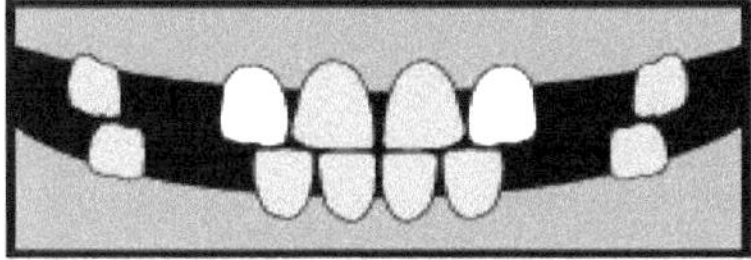

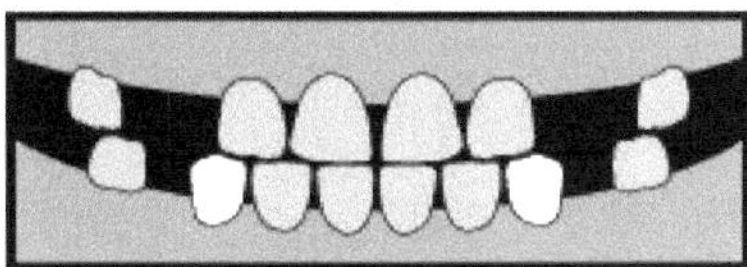

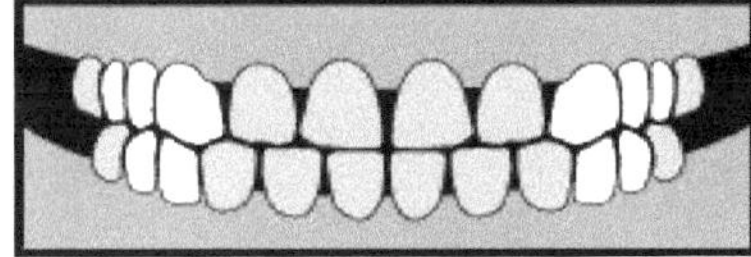

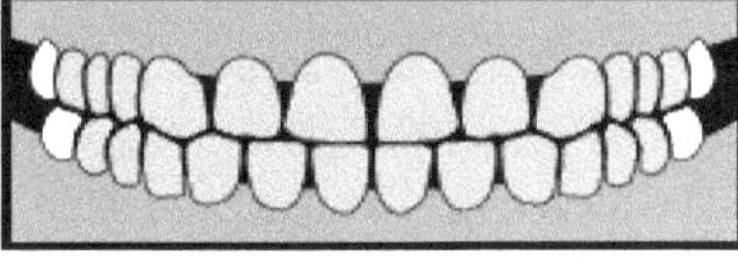

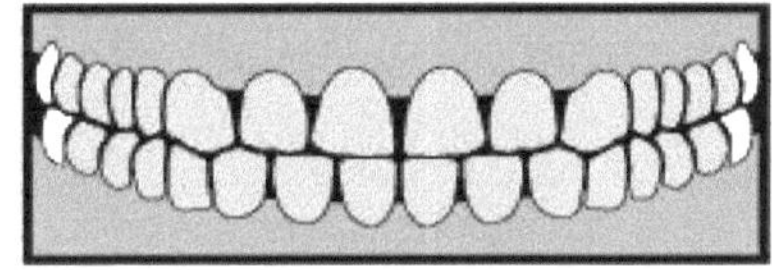

Cronologia da dentição permanente.

Primary teeth	Maxillary (upper) teeth				
	Central incisor	Lateral incisor	Canine	First molar	Second molar
Initial calcification	14 wk	16 wk	17 wk	15.5 wk	19 wk
Crown completed	1.5 mo	2.5 mo	9 mo	6 mo	11 mo
Root completed	1.5 yr	2 yr	3.25 yr	2.5 yr	3 yr
	Mandibular (lower) teeth				
Initial calcification	14 wk	16 wk	17 wk	15.5 wk	18 wk
Crown completed	2.5 mo	3 mo	9 mo	5.5 mo	10 mo
Root completed	1.5 yr	1.5 yr	3.25 yr	2.5 yr	3 yr

Permanent teeth	Maxillary (upper) teeth							
	Central incisor	Lateral incisor	Canine	First premolar	Second premolar	First molar	Second molar	Third molar
Initial calcification	3–4 mo	10–12 mo	4–5 mo	1.5–1.75 yr	2–2.25 yr	at birth	2.5–3 yr	7–9 yr
Crown completed	4–5 yr	4–5 yr	6–7 yr	5–6 yr	6–7 yr	2.5–3 yr	7–8 yr	12–16 yr
Root completed	10 yr	11 yr	13–15 yr	12–13 yr	12–14 yr	9–10 yr	14–16 yr	18–25 yr
	Mandibular (lower) teeth							
Initial calcification	3–4 mo	3–4 mo	4–5 mo	1.5–2 yr	2.25–2.5 yr	at birth	2.5–3 yr	8–10 yr
Crown completed	4–5 yr	4–5 yr	6–7 yr	5–6 yr	6–7 yr	2.5–3 yr	7–8 yr	12–16 yr
Root completed	9 yr	10 yr	12–14 yr	12–13 yr	13–14 yr	9–10 yr	14–15 yr	18–25 yr

<u>**TEETH**</u>

Quando os dentes quebram através da mucosa oral, há

- Dor

- Febre moderada

- Mal-estar geral

- Aumento da salivação e baba

- Alguma perda de apetite

- Inflamação do tecido gengival antes da coroa entrar em erupção total.

- Inquietação

<u>CARACTERÍSTICA CLÍNICA DO DENTE</u>

<u>Sinalização local</u>

- Hiperaemia ou inchaço da mucosa sobre os dentes em erupção.

- Spots com vermelhidão nas bochechas.

- Também pode ocorrer vermelhidão na pele da bochecha adjacente.

<u>Sinais sistêmicos</u>

- Irritabilidade geral e choro,

- Perda de apetite,

- Insônia, inquietude

- Aumento da salivação e baba,

- Insanidade

- Meningite

- Aumento da sede

- Erupção circumoral

- Tosse

PROBLEMAS CONEXOS

Sistémico

- Febre

- Convulsões

- Diarreia

- Vomitando

- Bronquite

- Cólera

- Tétano

- Pólio infantil por nascer

Os dentes de Natal são os dentes que estão presentes no nascimento. Os dentes neonatais são os dentes que irrompem nos primeiros 30 dias. Cerca de 85% dos dentes natais ou neonatais são incisivos primários na mandíbula, e apenas uma pequena porcentagem é de dentes supranumerários. A presença de tais dentes pode ser uma manifestação localizada de uma causa ambiental ou uma síndrome subjacente. Uma radiografia deve ser feita para determinar a extensão do desenvolvimento radicular e a relação de um dente em erupção prematura com os dentes vizinhos. A maioria dos dentes irrompidos prematuramente (tipo imaturo) são hipermóveis devido ao desenvolvimento radicular limitado. A aresta afiada do dente pode causar lesões na superfície lingual da língua (doença de Riga-Fed), o que também causa dificuldade em sugar, e o dente pode precisar ser removido. Após a remoção do dente, é indicada uma curetagem cuidadosa do alvéolo para tentar remover qualquer resíduo de células odontogênicas que de outra forma poderia permanecer no local da extração. Esses restos retidos podem mais tarde desenvolver estruturas atípicas do tipo dente que requerem tratamento adicional.

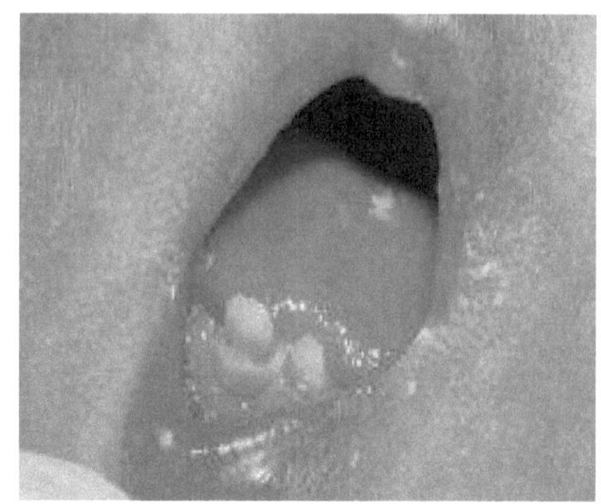

dentes de Natal

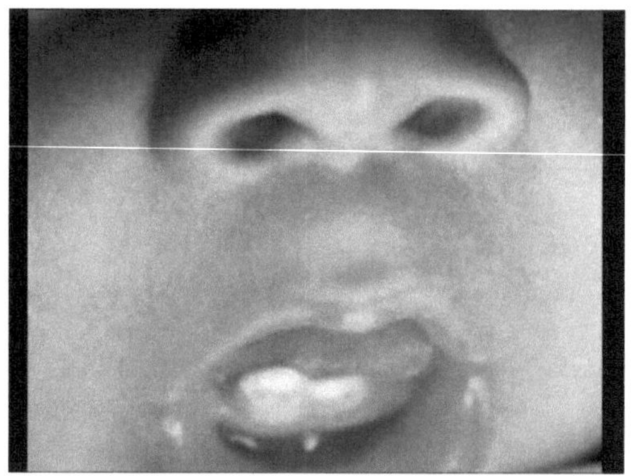

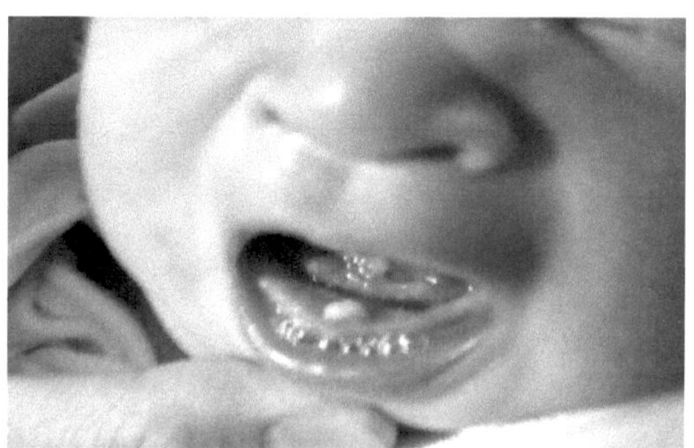

Dentes neonatais

HEMATOMA DE ERUPÇÃO
(CISTO ERUPTIVO)

Algumas semanas antes da erupção de um dente primário ou permanente, *forma-se ocasionalmente* uma área de tecido azul-púrpura elevada, comumente chamada *hematoma eruptivo*. O cisto cheio de sangue ocorre mais comumente na região dos segundos molares primários ou primeiros molares permanentes. Este facto suporta a suposição de que a condição resulta de um trauma nos tecidos moles durante a função. Normalmente, o dente rompe o tecido em poucos dias e o hematoma regride.

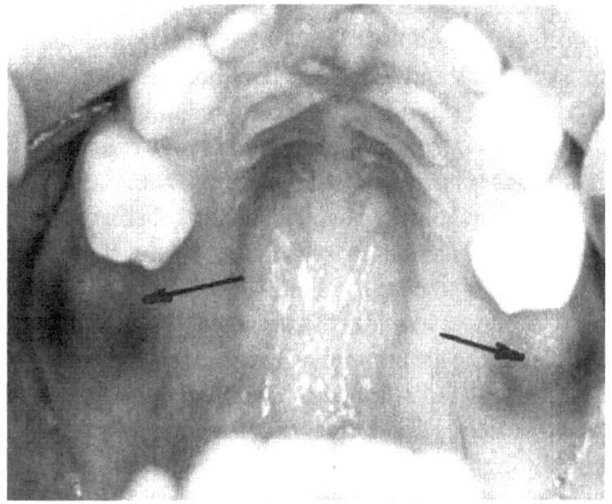

Hematoma de Erupção (setas) desenvolvido antes da erupção dos segundos molares primários.

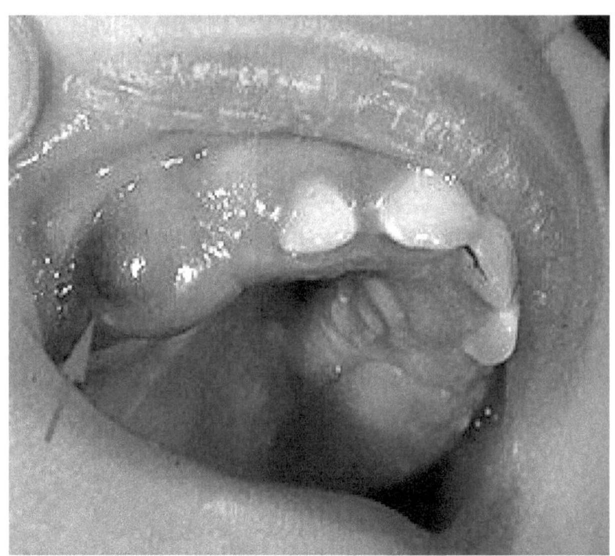

TRATAMENTO

Como a condição é quase sempre autolimitada, o tratamento de um hematoma eruptivo é raramente necessário. No entanto, a exposição cirúrgica da coroa pode, ocasionalmente, ser justificada. Quando os pais descobrem um hematoma eruptivo, podem temer que a criança tenha uma doença grave, como um tumor maligno. O dentista deve ser solidário com os seus medos e ao mesmo tempo tranquilizá-los de que a lesão não é grave.

SEQUESTRO DE ERUPÇÃO

Ocasionalmente é observado em crianças no momento da erupção do primeiro molar permanente. Um pequeno pedaço de osso não viável cobrindo a coroa de um molar permanente em erupção pouco antes ou imediatamente depois de as pontas das cúspides romperem através da mucosa oral. Quando o dente entra em erupção e as cúspides sobressaem, o fragmento é sequestrado.

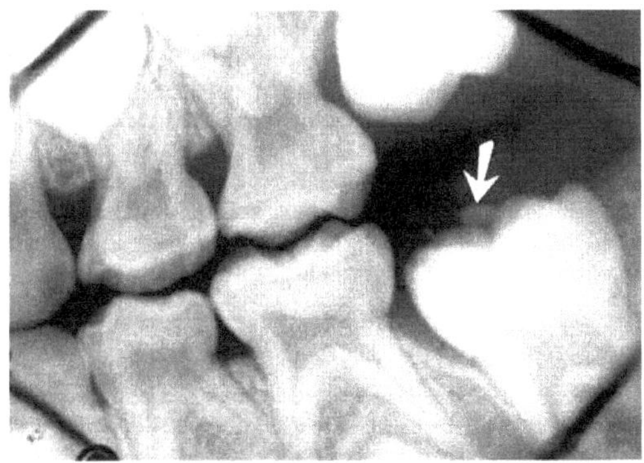

Raio-X de uma sequência de erupção (seta) numa criança de 6 anos e 9 meses.

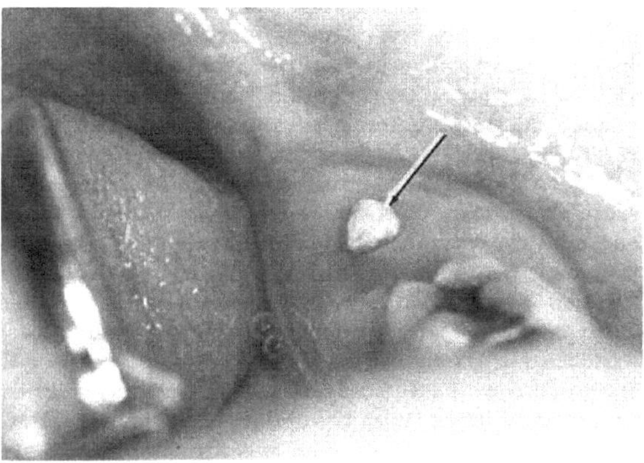

A seta aponta para uma sequência de erupção numa menina de 5 anos e 11 meses.

<u>TRATAMENTO</u>

O tratamento não é necessário desde que não apareçam sintomas. Após uma sequência eruptiva ter surgido através da mucosa, ela pode ser facilmente removida se causar irritação local. A aplicação de um anestésico local ou a infiltração de algumas gotas de um anestésico local pode ser necessária para evitar desconforto durante a remoção.

<u>ERUPÇÃO ECTÓPICA</u>

Comprimento insuficiente da arcada, excesso de massa dentária ou uma variedade de fatores locais podem causar erupção dentária ou tentativa de erupção em uma posição anormal. Ocasionalmente, esta condição pode ser tão severa que na verdade faz com que os dentes se desloquem.

<u>FACTORES LOCAIS E SISTÉMICOS QUE INFLUENCIAM A ERUPÇÃO</u>

- Dentes anquilosados.

- Anquilose dos molares primários com sucessores permanentes ausentes.

- Dentes permanentes anquilosados.

- Síndrome de trissomia do cromossomo 21. (Síndrome de Down).

- Displasia Cleidocraniana.

- Hipotiroidismo.

- Hipopituitarismo.

- Anão acondroplástico.

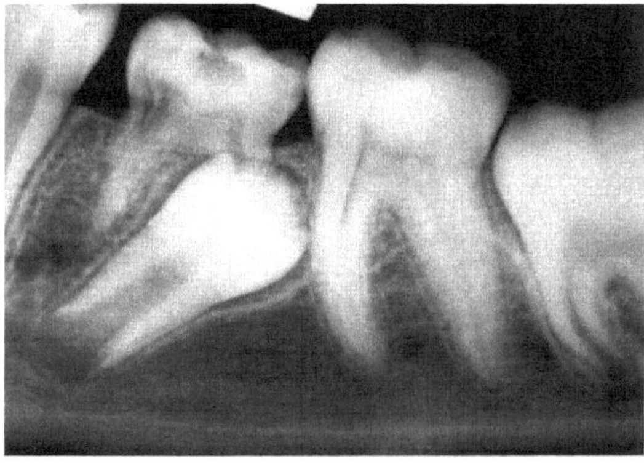

O segundo molar primário é anquilosado e encontra-se abaixo do plano oclusal normal.

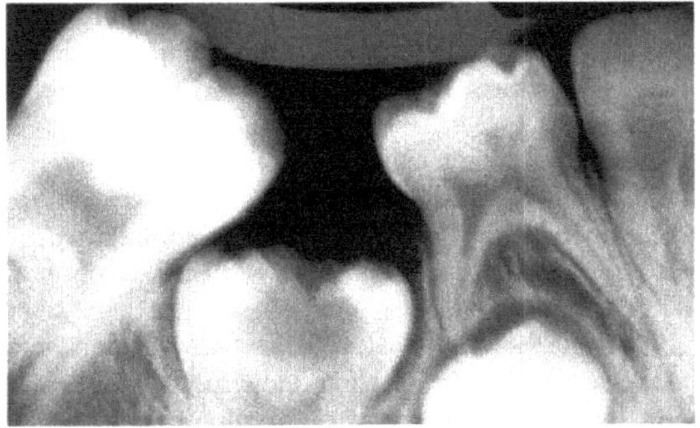

O dente foi provavelmente anquilosado logo após o início da reabsorção radicular.

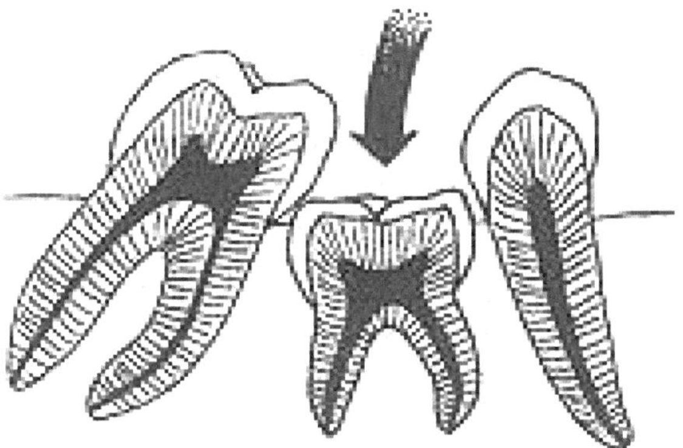

Esquema de um dente primário submerso.

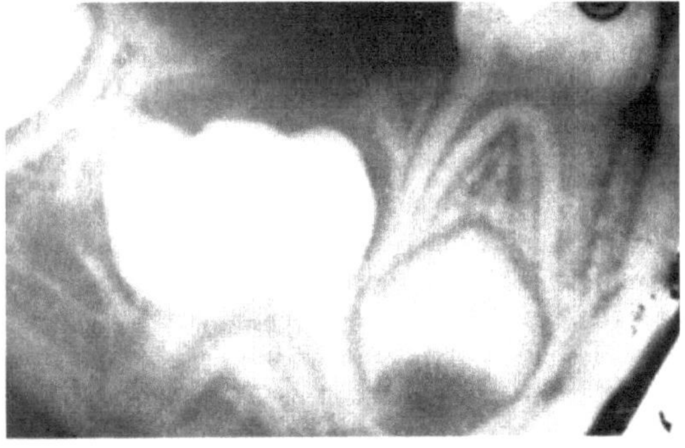

Um anquilosado, profundamente embutido segundo molar. A remoção cirúrgica deste dente é indicada.

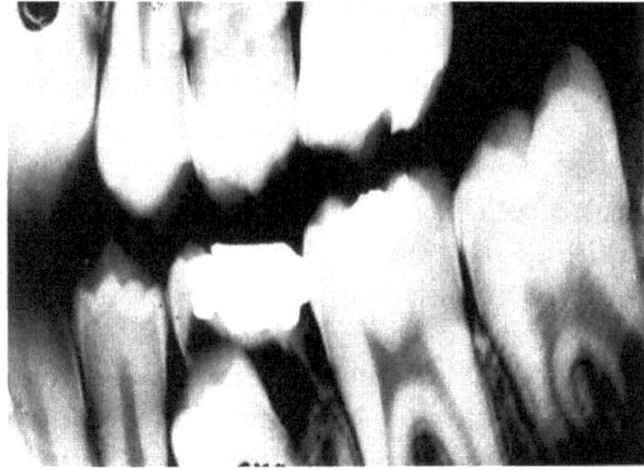

Um pequeno pedaço de raiz do dente decíduo é anquilosado até o osso alveolar. Isto foi negligenciado durante o exame de rotina.

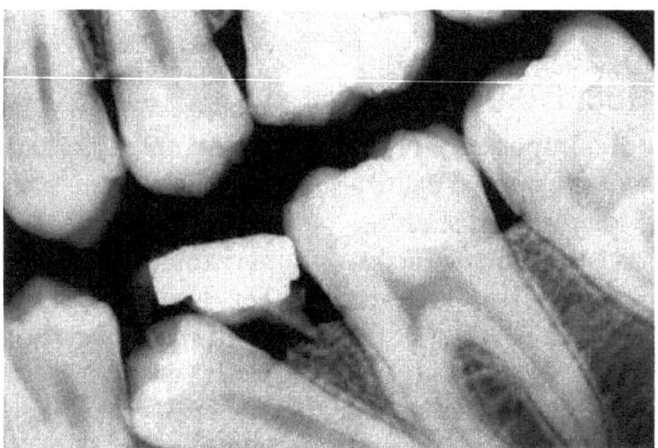

Um ano depois, o segundo molar primário ainda está preservado e o segundo pré-molar caiu em uma posição mais desfavorável.

<u>OUTRAS CAUSAS</u>

- Fibromatose das gengivas

- Osteodistrofia Hereditária de Albright

- Displasia condroectodérmica (síndrome de Ellis-van Creveld),

- Síndrome de Gardner,

- Síndrome de Goltz,

- Síndrome de Incontinência Pigmentar (síndrome de Bloch-Sulzberger),

- Síndrome de Progeria (síndrome de Hutchinson-Gilford),

- Hipofosfatemia familiar.

QUEDA DOS DENTES DE LEITE

O processo fisiológico que leva à eliminação da dentição decídua é chamado SHEDDING ou EXFOLIATION. As células responsáveis pela quebra da estrutura dentária são os odontoclastos. Uma característica dos odontoclastos é uma alta atividade da enzima fosfatase ácida.

CAUSAS DA QUEDA DOS DENTES DE LEITE

- Perda da raiz

- Perda óssea

- Aumento da força: O aumento das forças mastigatórias sobre os dentes enfraquecidos é resultado do crescimento muscular.

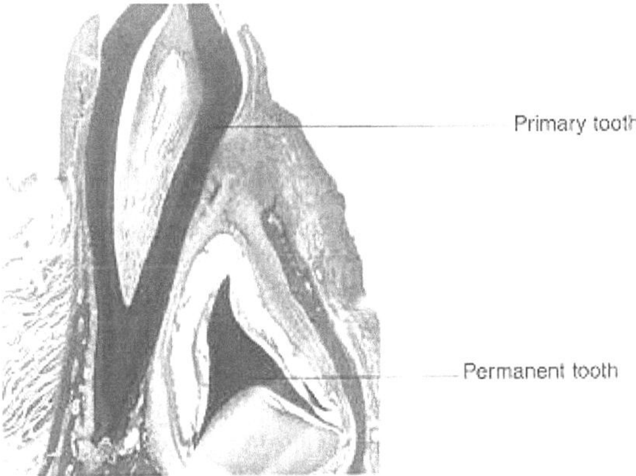

Estágios iniciais da reabsorção radicular dos dentes decíduos causada pela pressão do germe do dente permanente em crescimento.

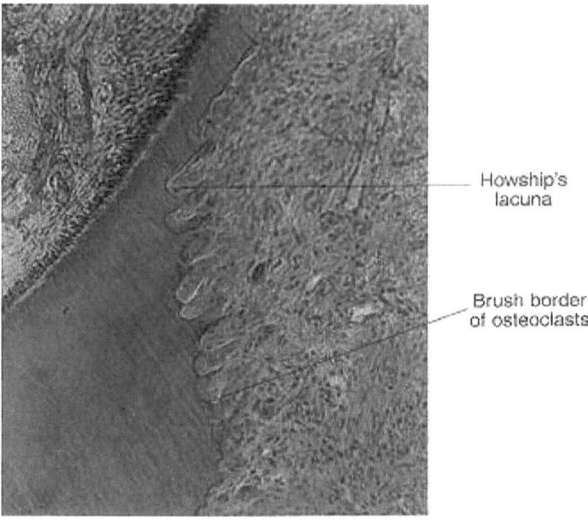

Osteoclastos na superfície da raiz do dente.

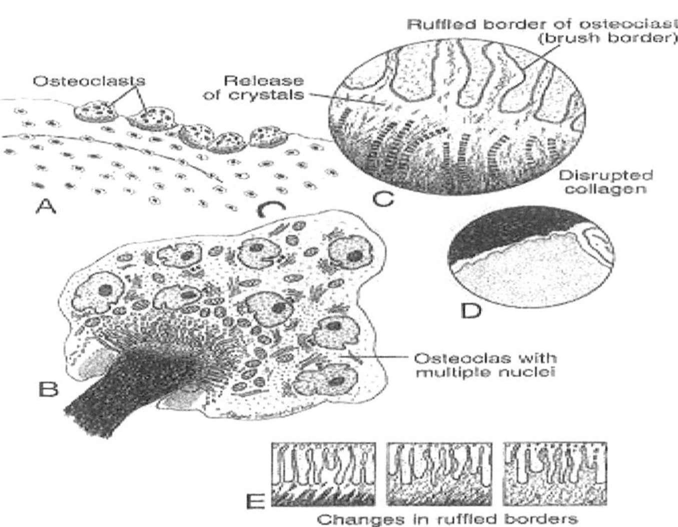

Atividade osteoclasta nas lacunas da nave. (a) Osteoclasto na lacuna dos Howship; (b) Osteoclasto multinucleado com borda de escova em contato com a espícula; (c) Borda frisada do osteoclasto com minerais intracelularmente e extracelularmente com colágeno; (d) Zona clara do osteoclasto; (e) Fluxo constante das bordas frisadas durante o processo de reabsorção.

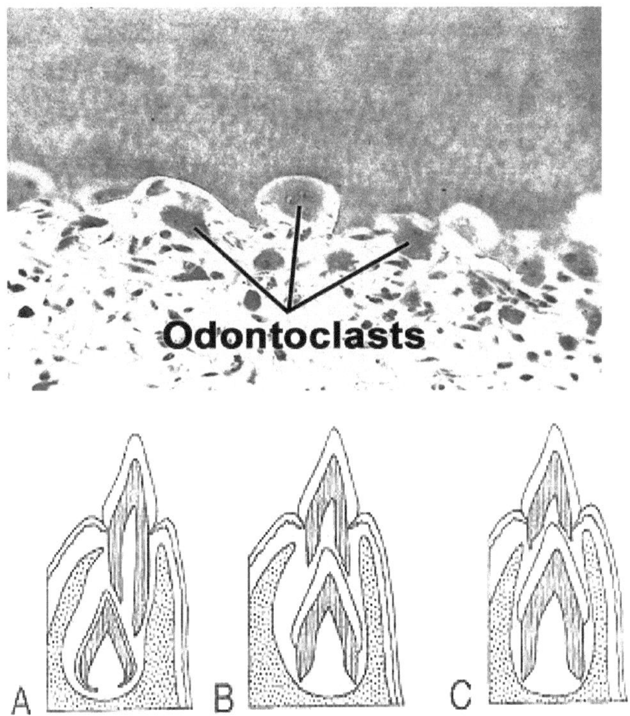

Posição relativa de um dente anterior permanente em relação ao seu predecessor primário durante o processo de descolamento.

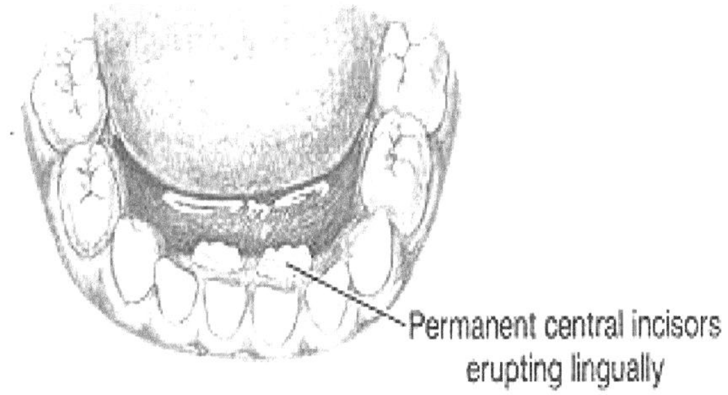

Visão clínica dos pontos de erupção dos dentes permanentes lingual até as coroas primárias.

Posição relativa de um pré-molar em relação a um molar primário durante o processo de descolamento.

REGRA DE QUATRO

Aplica-se ao desenvolvimento dos dentes permanentes (terceiros molares não incluídos). Ao nascer, 4 primeiros molares começaram a calcificação; aos 4 anos, todas as coroas começaram a calcificação; aos 8 anos, todas as coroas estão completas; aos 12 anos, todas as coroas saem. Com a idade de 16 anos, todas as raízes estão completas.

SEIS/SEIS RUA

Isto representa a erupção dos dentes de leite. Isto significa que quatro dentes irrompem a cada 6 meses desde o nascimento. Aos 6 meses = 4 dentes, 12 meses = 8 dentes, 18 meses = 12 dentes, 24 meses = 16 dentes e 30 meses = 20 dentes.

DENTES PERMANENTES JOVENS

TIPOS DE VÉRTICES ABERTOS

Existem duas configurações: Non-Blunderbuss e Blunderbuss.

Non-Blunderbuss

As paredes do canal podem ser paralelas ou ligeiramente convergentes à medida que o canal emerge da raiz. O ápice pode portanto ser largo (cilíndrico) ou cônico (convergente).

<u>**Blunderbuss**</u>

A palavra "blunderbuss" refere-se essencialmente a uma arma do século XVIII com um cano curto e largo. Ela deriva da palavra holandesa "DONDERBUS", que significa "blunderbuss". As paredes do barril são divergentes e alargadas, especialmente na direcção bucolingue. O ápice é em forma de funil e tipicamente mais largo do que o lado coronal do canal.

<u>FASES DE DESENVOLVIMENTO RADICULAR</u>

De acordo com a largura do forame apical e o comprimento da raiz, a Cvek classificou 5 estágios de desenvolvimento radicular.

- Estágio 1: Dentes com abertura apical muito divergente e comprimento da raiz estimado em menos da metade do comprimento da raiz final.

- Fase 2: Dentes com abertura apical muito divergente e comprimento da raiz estimado em metade do comprimento da raiz final.

- Fase 3: Dentes com abertura apical muito divergente e comprimento da raiz estimado em dois terços do comprimento da raiz final.

- Etapa 4: Dentes com forame apical amplamente aberto e comprimento da raiz quase completo.

- Etapa 5: Dentes com forame apical fechado e desenvolvimento radicular completo.

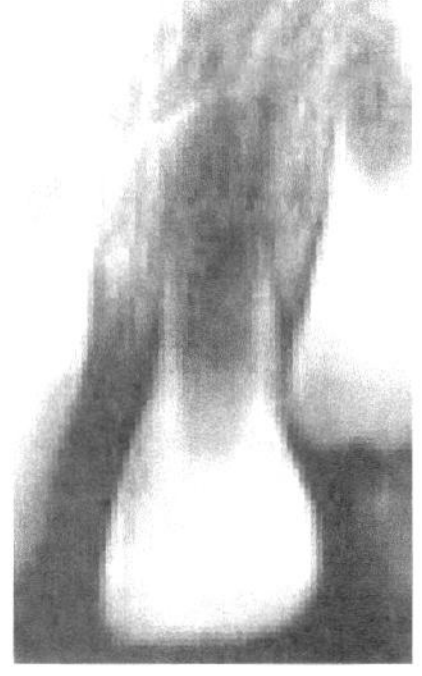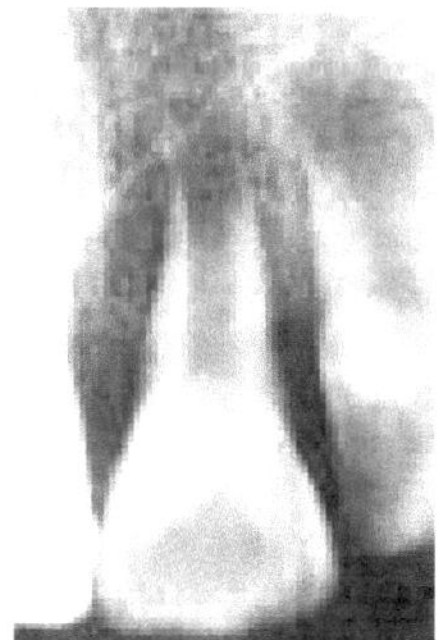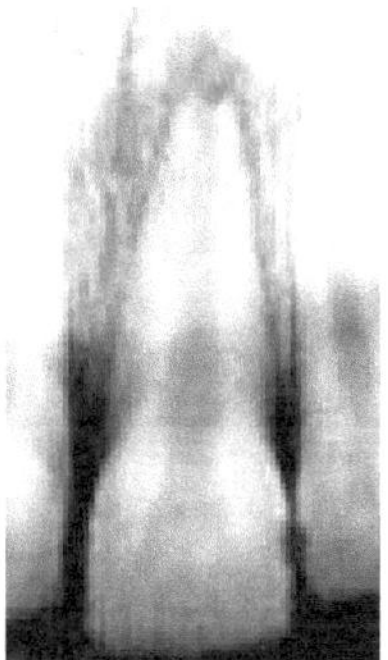

Nível 1 Nível 2 Nível 3

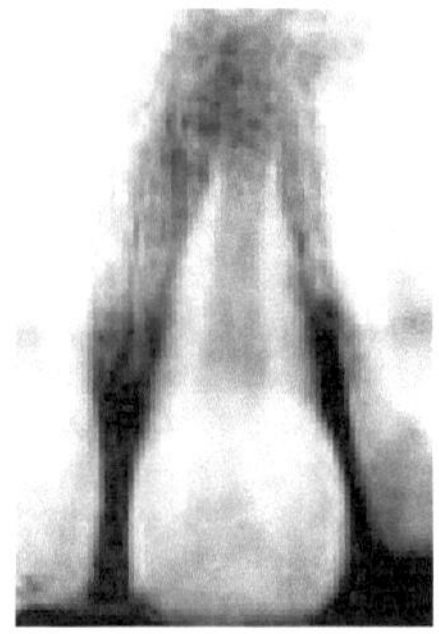 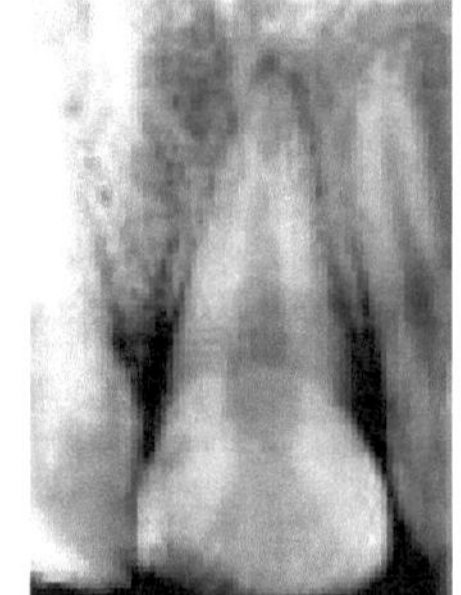

Nível 4 Nível 5

CAUSAS PARA COROAS ABERTAS

1. Desenvolvimento incompleto: O ápice aberto ocorre tipicamente quando a polpa sofre necrose como resultado de cárie ou trauma antes do crescimento e desenvolvimento radicular estarem completos (i.e. estágios 1-4).

 Um ápice aberto pode ocasionalmente se formar mesmo em um ápice maduro (estágio 5) como resultado de

2. reabsorção apical extensa devido a tratamento ortodôntico, patofose periapical ou trauma.

3. apicoectomia para cirurgia periradicular.

4. excesso de instrução.

PROBLEMAS ASSOCIADOS À RIZOGÊNESE INCOMPLETA

1) Grandes vértices abertos

- Convergente

- Paralelo

- Desviado

2) Paredes finas da dentina

-   que estão em risco de fraturas antes, durante ou depois do tratamento.

3) Lesões periapicais freqüentes

- com ou sem reabsorção apical associada.

4) Raízes curtas

- que afecta a relação entre a coroa e a raiz.

5) Fracturas da coroa

- Prevalência da estética, especialmente na região anterior.

- requerendo reabilitação pós-endodôntica tanto da coroa como da raiz.

6) Descoloração em casos de longa data

TRATAMENTO DE DENTES NÃO VITAIS DESENVOLVIDOS DE FORMA INCOMPLETA

Gestão de pontas de raiz aberta

1) Obturação sem criar uma barreira apical

2) Tecnologia de cone personalizado com

   - dicas grosseiras

   - Cones invertidos

   - impressão apical produtos químicos térmicos

   - Produtos químicos para aquecimento de cone de rolamento

3) Obturação termoplástica

4) Técnica de enchimento curto

5) Obturação após a criação de uma barreira apical

6) Indução de uma barreira calcificada na extremidade da raiz/ apexificação

   - Indução de coágulos de sangue na região periradicular

   - pastas antibióticas

   - Hidróxido de cálcio misturado com vários materiais

   - Colágeno-Cálcio-Gel

   - proteínas ósseas morfogénicas

   - fosfato tricálcico

7) Inserção de barreiras artificiais (materiais de preenchimento de raízes)

- Amalgam

- Cimento de ionômero de vidro

- Composto

- Agregado mineral trióxido

- Hidróxido de cálcio em pó

- Ossos/dentina liofilizados

- cerâmica reabsorvível

- fosfato tricálcico

- Batatas fritas dentinas

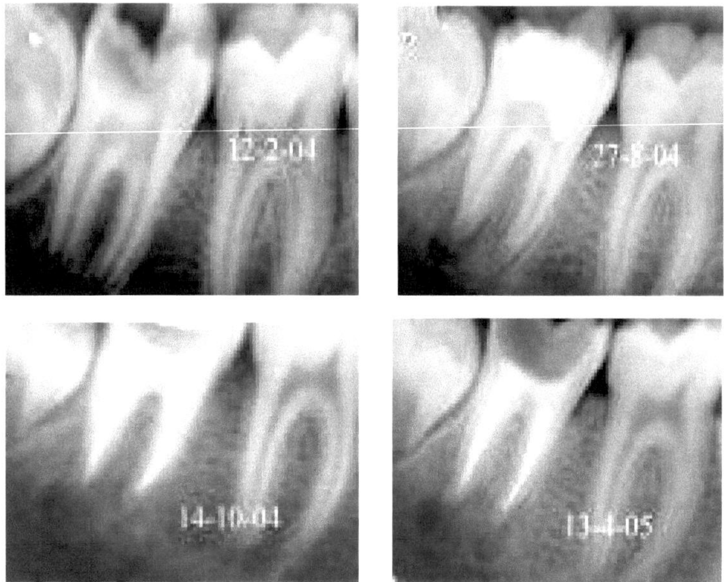

Fechamento da ponta da raiz de um molar carioca não vital por tratamento a longo prazo com hidróxido de cálcio.

TRATAMENTO DE DENTES VITAIS INCOMPLETAMENTE DESENVOLVIDOS

O tratamento de dentes vitais incompletamente desenvolvidos inclui

- Selagem directa da pasta

- Selagem indireta de polpa

- Pulpotomia

- Pulpotomia parcial

- Pulpectomia parcial

Todos estes procedimentos são realizados para manter a vitalidade da pasta apical e para realizar o processo normal da APEXOGENESE.

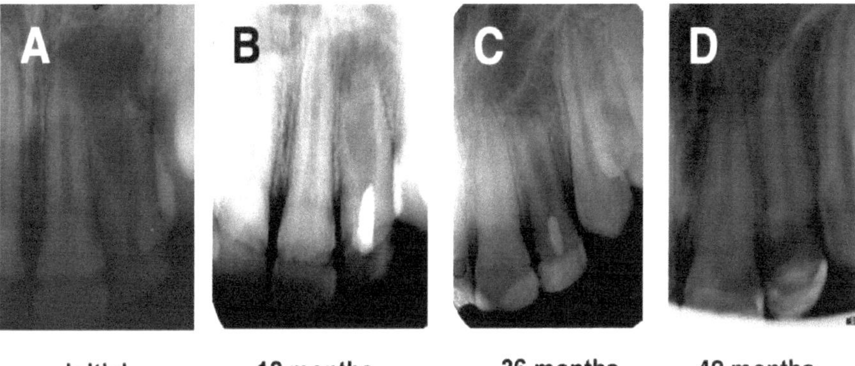

(A) *Uma menina de 12 anos apresentou um forte inchaço ósseo sobre os incisivos superiores central e lateral esquerdo. As radiografias periapicais intrabucais mostraram um incisivo lateral imaturo com um canal Blunderbuss e paredes* radiculares finas associadas a uma grande patologia periapical de 3 x 2 cm. Após a desinfecção completa do canal em 2 sessões, foi realizada a revascularização. (B) *No seguimento de 1 ano, observa-se a cura da lesão periapical e o alongamento da raiz. (C) Aos 36 meses de seguimento, a* maturação *normal da* raiz com espessamento das paredes laterais da dentina e alongamento radicular está bem documentada. (D) *Aos 42 meses, nota-se uma cicatrização notável e o alcance do* comprimento *normal da raiz.*

DIFERENÇA ENTRE A DENTIÇÃO DO LEITE E A DENTIÇÃO PERMANENTE

TEATO LÁCTEO	DENTADURA PERMANENTE
20 em **número**.	32 em número.
Quatro incisivos, dois caninos e quatro molares em cada mandíbula.	Quatro incisivos, dois caninos, quatro pré-molares e quatro molares em cada mandíbula.
A calcificação começa no quarto mês de vida fetal.	A calcificação começa no nascimento.
O **primeiro dente a entrar em erupção** é o incisivo central do maxilar inferior e entra em erupção na cavidade oral aos 6 meses de idade. No momento da erupção, os **mamelons** não estão presentes nos incisivos de verão.	Q primeiro dente a entrar em erupção é o primeiro molar do maxilar inferior e entra em erupção na cavidade oral aos 6 anos de idade. Os mamelons estão presentes nos incisivos permanentes.
Mais claro na cor.	A cor é mais escura.
Mas apenas 6% da sua carreira mastigatória está na dentição primária.	Uma pessoa com 70 anos de idade passou 91% da sua vida a mastigar os dentes permanentes.
Eles são menores em tamanho total e dimensões da coroa.	São maiores em tamanho total e dimensões da coroa.

TEATO LÁCTEO	DENTES DEFINITIVOS
As coroas dos dentes anteriores primários são mais largas mesiodistalmente em comparação com o comprimento da coroa.	As coroas dos dentes anteriores permanentes são mais estreitas mesiodistalmente em relação ao comprimento da coroa.
As superfícies vestibular e lingual dos molares primários são mais planas acima das curvaturas cervicais.	As superfícies vestibular e lingual dos molares permanentes têm mais curvaturas do que as curvaturas cervicais.
As cristas cervicais do esmalte dos dentes anteriores são mais pronunciadas.	As cristas cervicais do esmalte dos dentes anteriores não são pronunciadas.
As cristas cervicais bucais nos molares primários são muito mais pronunciadas, especialmente nos primeiros molares da maxila e mandíbula.	As cristas cervicais são muito menos pronunciadas nos molares permanentes.
As hastes do esmalte cervical são inclinadas incisalmente/oclusivamente.	As hastes permanentes do esmalte cervical são apicamente inclinadas.
As câmaras de polpa são planas e largas.	As câmaras de polpa são profundas e estreitas.
A polpa primária funciona na cavidade oral durante 8,3 anos.	Ao longo da vida.

A raiz de um dente de leite é totalmente formada em apenas cerca de um ano após o dente entrar em erupção na boca.	A raiz de um dente permanente é totalmente formada dentro de 2-3 anos após o dente entrar em erupção na boca.
Pontos de contacto abrangentes.	Pontos de contacto próximos.
Nos molares primários, a tampa do esmalte termina em uma crista pronunciada.	Nos molares permanentes, as tampas de esmalte são cónicas até uma borda em forma de pena.
A tampa do esmalte é mais fina e tem uma profundidade mais uniforme, tem cerca de 1 mm de espessura em toda a coroa.	A tampa do esmalte é comparativamente mais espessa.
Na dentição decídua, há relativamente pouca substância dentária para proteger a polpa.	Na dentição permanente, a polpa é protegida por uma substância dental comparativamente maior.
Os chifres de polpa são mais altos nos molares primários, especialmente os chifres mesiais.	Os grãos de celulose são comparativamente mais baixos.
Na fossa oclusal dos molares primários, a espessura da dentina sobre a parede pulpar é comparativamente maior.	Na fossa oclusal dos molares permanentes, a espessura da dentina sobre a parede pulpar é comparativamente menor.
As raízes dos dentes anteriores primários são mesiodistalmente mais estreitas do que as dos dentes anteriores permanentes.	As raízes dos dentes permanentes são mesiodistalmente mais largas do que as dos dentes anteriores primários.

TEATO LÁCTEO	**DENTES DEFINITIVOS**
As raízes dos dentes anteriores primários são finas, mais estreitas e comparativamente mais longas.	As raízes dos dentes permanentes são comparativamente mais largas, mais grossas e mais pequenas.
Raízes que estão mais queimadas.	As raízes são normalmente separadas umas das outras.
O número de canais secundários é menor.	Os canais secundários são mais numerosos e estão localizados nas regiões apicais e furatórias.
Uma maior convergência das paredes bucais e linguísticas resulta em uma tabela oclusal relativamente mais estreita.	Tabela de oclusão comparativamente mais ampla.
A polpa radicular segue um caminho tortuoso e ramificado.	Segue um caminho recto.

REFERÊNCIAS

1. S.N. Bhaskar. A histologia oral e embriologia de Orban. Décima edição.

2. Mc Donald, Avery e Dean. Odontologia para a criança e o adolescente. Oitava edição.

3. James K. Avery. Desenvolvimento oral e histologia. Terceira edição.

4. Antonio Nanci. Tenta a histologia oral. Sexta edição.

5. Beena Philip Mathew e Mithra N. Hegde. Tratamento de dentes imaturos não vitais - relato de casos e revisão. Endodontologia.

6. Academia Americana de Odontologia Pediátrica. Guia de terapia de polpa para dentes permanentes decíduos e imaturos. Vol.31, no.6, 179-186.

7. Naseem Shah, MDS, Ajay Logani, MDS, Uday Bhaskar, MDS, e Vivek Aggarwal, MDS. Eficácia da revascularização para induzir apexificação/apexogênese em dentes imaturos não vitais infectados: Um estudo clínico piloto. JOE Vol.34, No.8, Ago 2008, 919-925.

8. http://www.uic.edu/classes/orla/orla312/DeciduousDent.html

9. www.studiodentaire.com-images-en permanent_teeth_jpg

10. Abou El-Yazeed, M., Abou Zeid, W. Tawfik, W. Avaliação da maturação dos dentes pela técnica Nolla num grupo de crianças egípcias. *Australian Journal of Basic and Applied Sciences, 2(4): 1418-1424, 2008.*

INDICE

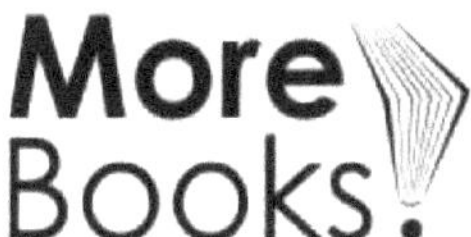

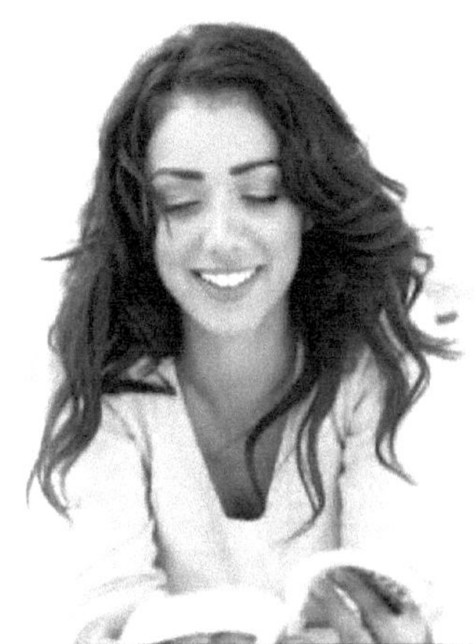

I want morebooks!

Buy your books fast and straightforward online - at one of world's fastest growing online book stores! Environmentally sound due to Print-on-Demand technologies.

Buy your books online at
www.morebooks.shop

Compre os seus livros mais rápido e diretamente na internet, em uma das livrarias on line com o maior crescimento no mundo! Produção que protege o meio ambiente através das tecnologias de impressão sob demanda.

Compre os seus livros on-line em
www.morebooks.shop

KS OmniScriptum Publishing
Brivibas gatve 197
LV-1039 Riga, Latvia
Telefax: +371 686 204 55

info@omniscriptum.com
www.omniscriptum.com

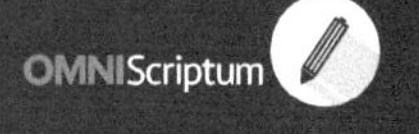

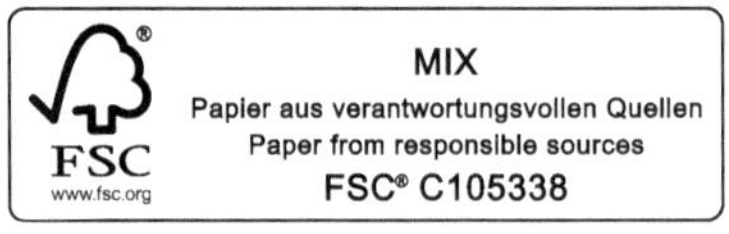

Printed by Books on Demand GmbH, Norderstedt / Germany